Joel Alexander Cardozo Fagúndez
Zulibeth Arteaga
Juana Lorves

Procedimientos para la enseñanza y el aprendizaje de la hemoterapia

Joel Alexander Cardozo Fagúndez
Zulibeth Arteaga
Juana Lorves

Procedimientos para la enseñanza y el aprendizaje de la hemoterapia

Transformación de la medicina transfusional

Editorial Académica Española

Publisher:
Editorial Académica Española
is a trademark of
Dodo Books Indian Ocean Ltd., member of the OmniScriptum S.R.L Publishing group
str. A.Russo 15, of. 61, Chisinau-2068, Republic of Moldova Europe
Printed at: see last page
ISBN: 978-3-639-73120-0

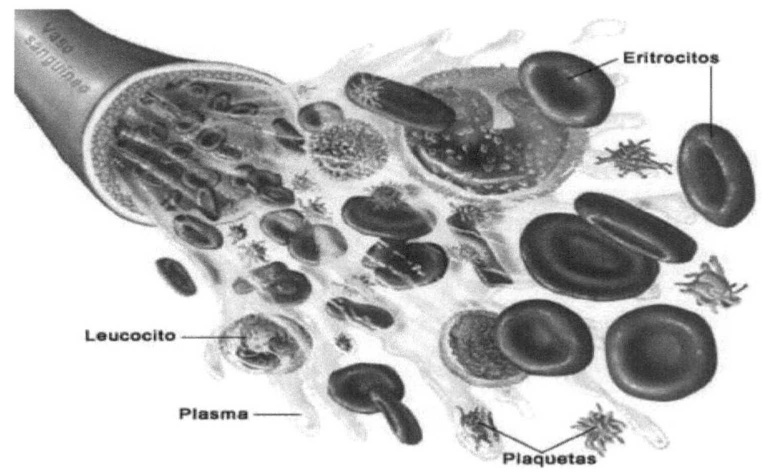

PROCEDIMIENTOS PARA LA ENSEÑANZAY EL APRENDIZAJE DE LA HEMOTERAPIA
TRANSFORMACIÓN DE LA MEDICINA TRANSFUSIONAL

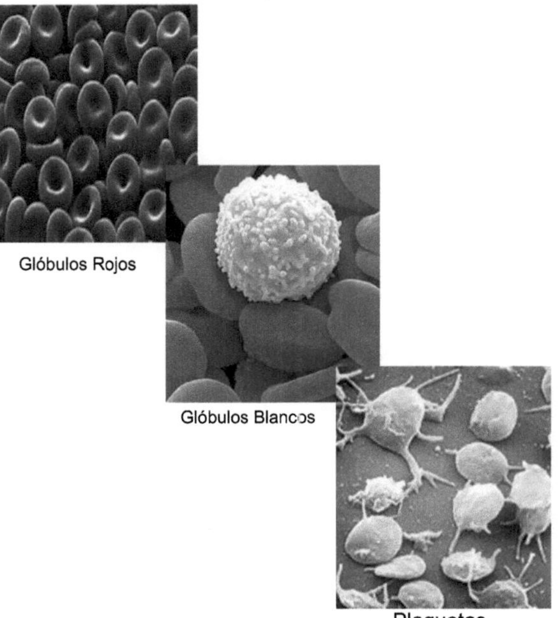

Glóbulos Rojos

Glóbulos Blancos

Plaquetas

Editor:

Dr. Joel A. Cardozo F.

C.I.: 6.682.161

Co-Editoras:

Licda. Juana Lorves

CI: 11.891.905

Licda. Zulibeth Arteaga

CI: 21.211.869

MSc. Glenis A. Muñoz C.

C.I.: 11.450.079

CABIMAS, AGOSTO 2021

ÍNDICE GENERAL

CAPÍTULO VII: HEMOVIGILANCIA

CAPÍTULO VIII: MARCO LEGAL

REFERENCIAS BIBLIOGRÁFICAS   86

INDICEDE CUADROS

INDICEDE IMAGENES

INTRODUCCIÓN

La Medicina Transfusional es una especialidad que se dedica al estudio de las alteraciones inmunológicas del tejido sanguíneo, al sostén de pacientes clínico-quirúrgicos y oncohematológicos mediante la utilización de componentes sanguíneos como del tratamiento de las complicaciones plasmáticas de enfermedades neurológicas, hematológicas y clínicas mediante el recambio plasmático. Ubicándose en el ámbito del diagnóstico y tratamiento, siendo básica y necesaria para el sostén de la alta complejidad, que a su vez guarda relación con todas las especialidades médicas y su aplicación, siendo requerida en todas las etapas de la vida humana en las que interviene la medicina.

La presente investigación tiene como objetivo el promover la transformación de la medicina transfusional en los bancos de sangre, dirigida al uso efectivo y eficiente de los recursos de los hemocomponentes. Como también el proponer Impartir conocimientos, herramientas así como las experiencias necesarias para el desarrollo de tareas asistenciales, que permitan la conducción de la Medicina Transfusional, y al mismo tiempo ofrecer la posibilidad de una formación integral para médicos y enfermeras que trabajen el área de hemoterapia, en donde estos puedan adquirir experiencia en la producción y control de calidad de los distintos componentes sanguíneos, como lo es también el conocimiento de técnicas que lo lleven a manejar los tratamientos de las diferentes patologías abordadas.

En el ámbito mundial la administración pública, destaca las actividades y funciones emprendidas por las diferentes instituciones hospitalarias, las cuales, requieren de un mejoramiento continuo para optimizar la respuesta hacia los usuarios de un determinado servicio. El formar personal altamente capacitado para atender y organizar las funciones en los bancos de sangre como los servicios transfusionales, con conocimientos profundos, actualizados e integrales de las diversas disciplinas que conforman la Hematopatología; capaces de contribuir a mejorar la realización de diagnósticos diferenciales de neoplasias hematológicas, problemas trombóticos, análisis genéticos y otros; lo que se verá reflejado en la calidad de los servicios de salud en nuestro país.

En la era de la globalización la tecnología tiene un significado importante, al servicio de la hematología y la hemoterapia, las cuales se encargan del estudio clínico-biológico como el tratamiento de las enfermedades de la sangre y de los órganos Hematopoyéticos, de la realización e interpretación de las pruebas analíticas relacionadas con ellas o con otras enfermedades extra hematológicas, así como de todos los aspectos relacionados con la medicina transfusional, entre los que se incluye la obtención, el control de la sangre, los hemoderivados, así como también su uso terapéutico.

Las diferentes instituciones hospitalarias, deben ocuparse en el diseño de nuevas estrategias, que permitan el mejoramiento continuo de los procesos para la obtención de los Hemoderivados y que a su vez garantice la disponibilidad de estos en los bancos de sangre para ser utilizados en momentos de emergencias, enfocados en la calidad del servicio prestado. El empleo correcto de estos

Hemoderivados, trae consigo la realización de actividades de gestión tales como: planificación, programación, organización, ejecución, control e incluso la evaluación de las acciones orientadas hacia la bioética en el cumplimiento del servicio prestado.

En el mismo orden de ideas, la misión del Servicio de Hematología es la asistencia a pacientes con enfermedades hematológicas neoplásicas y no neoplásicas de la forma más eficiente, gestionando de la mejor forma posible los recursos. Buscando con esto la satisfacción de las necesidades de salud de los pacientes, la formación profesional y ética de sus integrantes, apoyándose su funcionamiento en un sistema de gestión basado en los principios de la calidad total.

En algunos casos, donde se presenta escases de sangre al momento de realizar las transfusiones sanguíneas en momentos de emergencia o atención de casos especiales tales como; hemorragias o anemias agudas, lo cual pone en riesgo la salud e incluso la vida del paciente. Esto debido a la falta de promoción y programas que permitan atraer la atención de la comunidad sobre la importancia que tiene el realizar la donación de sangre de forma voluntaria, que ayudaría a incrementar la existencia de hemocomponente y hemoderivados para que estos estén disponibles en cantidades suficientes para atender las emergencias que se susciten en un momento dado.

La transformación de la medicina transfusional, permitirá potenciar la capacidad de respuesta del hemoterapista en la obtención efectiva de los hemoderivados para ser empleados o almacenados para su posterior utilización, garantizando la satisfacción de las necesidades requeridas por los paciente o usuarios del banco de sangre. Este estudio beneficiará a las personas o usuarios del banco de sangre en general, si se logra generar conciencia en la importancia que tiene la donación de sangre de forma voluntaria, lo cual , es un gesto solidario que puede ayudar a salvar más de una vida, ante una situación límite como la muerte. El ser humano debe ser consciente de que donar sangre, puede ser esencial para la recuperación de una persona que esté gravemente enferma.

En la práctica, se requiere del uso de indicadores y técnicas de análisis, debido a que problemas diferentes pueden presentar síntomas similares. Para ilustrar la situación, si se capta un posible donador que goza de un pleno estado de salud, se dice que este, contribuye al motor fundamental de la cadena de donación, ya que de éste modo, el determinar las características de los donantes voluntarios frecuentes de sangre promete seguridad transfusional, seguridad individual, compatibilidad total con el usuario, disminución de riesgo post donación como anemias desequilibrio hemodinámico entre otras afecciones y carencias sanguíneas en el Banco de Sangre.

El presente trabajo de investigación esta orientado a dar respuesta al proceso de transformación de la medicina transfusional el banco de sangre y la calidad de la hemo-donación así como también el servicios de hemoterapia, en el marco de la administración de sistemas y servicios de salud. La donación voluntaria frecuente de sangre es un gesto solidario que puede ayudar a salvar más de una vida, ante una situación límite como la muerte. El ser humano toma conciencia de que donar sangre, puede ser esencial para la recuperación de una persona que esté gravemente enferma. Desde el punto de vista social, el banco de sangre, busca satisfacer las demandas del contexto socio-cultural y específicamente responder con soluciones concretas a las necesidades de la hemoterapia.

La investigación está orientado a la búsqueda de un sistema organizativo capaz de dar respuestas a las necesidades de sangre y sus derivados, en cantidad suficiente, en el momento oportuno, a un costo, que razonablemente el estado pueda garantizar en la profunda crisis económico financiera que vive el País en su conjunto.

La relevancia de la de investigación, se basa fundamentalmente en obtención de "sangre segura" a partir de la donación de sangre voluntaria, altruista permanente o repetitiva y gratuita en función de la ubicación de la región y la accesibilidad geográfica y económica de los potenciales donantes. Respecto a la donación de sangre y sus derivados, hay que tener en cuenta que la donación altruista, voluntaria repetitiva y gratuita, es la única capaz de dar solución satisfactoria y completa a la necesidad de transfusión, por ser esta la más segura.

Esta indagación constituye una investigación aplicada, que busca disminuir la brecha entre la calidad de la sangre y sus derivados, constituyendo grupos de personas saludables, con capacidad de donar sangre segura, que provenga de donantes solidarios, altruistas, voluntarios, permanentes o repetitivos, cuyos objetivos generales de la investigación parte de registrar e identificar grupos de personas saludables con capacidad de donar, promoviendo el desarrollo de una base única de datos, de la construcción de un sistema en red de donantes voluntarios.

CAPÍTULO I

REFERENTES HISTORICOS

La investigación, se centra en crear conciencia en la importancia que tiene donación de sangre de forma voluntaria y desinteresada dando soluciones a problemas relacionados con la Medicina transfusional, innovando el servicio prestado en los bancos de sangre, a nivel Local, regional, desarrollando la ciencia y la tecnología como política pública al servicio de la sociedad para el bien común, a través de la investigación y la Bio-Ética orientada al desarrollo profesional del personal que labora en la dirección de hemoterapia, desde el enfoque estratégico que define la nueva geopolítica nacional socio-territorial, empleando antecedentes de investigación que guarden estrecha relación con el trabajo que se va a realizar, apoyándose en las bases teóricas que ayuden a la variable objeto de estudio caracterizando las dimensiones de la misma.

Antecedentes de la Investigación

Maldonado y Col. (2013), Presentaron la investigación Complicaciones asociadas a la transfusión masiva. Ciudad de la Habana. Cuba. El objetivo de la investigación realizada fue describir la importancia del procedimiento para recuperar un componente sanguíneo perdido o que está en deficiencia en un paciente. La metodología del diseño escogido fue de tipo descriptivo, se administró un cuestionario con preguntas de alternativas múltiple. La población en estudio fueron los pacientes que se sometieron a transfusiones sanguíneas. Concluyéndose que:

"Es relevante un buen abordaje terapéutico en esta modalidad de transfusión, son difíciles de determinar y evaluar la gama de complicaciones que conlleva, sumado a la situación clínica del paciente. Algunas de las más frecuentes complicaciones son: alteraciones debidas al almacenamiento de los hemocomponentes, alteraciones de la coagulación y alteraciones metabólicas; estableciendo de manera clara que ningún evento se produce de manera aislada, ya que una situación puede ser la causa de otra. El abordaje terapéutico de los pacientes sometidos a transfusión masiva, es un desafío clínico, ya que requiere de un equipo multidisciplinario para su manejo, dada las variadas alteraciones que se producen en los pacientes".

Penado y Col. (2012), basaron su investigación en las transfusiones sanguíneas en nuestro medios son muy frecuentes y han jugado un papel determinante en la práctica médica, puesto que no se exenta de situaciones complejas, con el objetivo de evaluar el nivel de conocimiento y el del uso de alternativas en transfusiones sanguineas según el sistema ABO por parte del personal médico de la clínica AMOCSA, se realizó un estudio descriptivo de corte transversal. Donde la población la constituyeron 61 médicos, siendo la muestra de 45 médicos.

Los resultados se obtuvieron mediante un cuestionario que se calificó en escala de 0-100 puntos (malo, regular, bueno, muy bueno, excelente) aplicado a los médicos y por medio del libro de registro del banco de sangre de la clínica. Los principales resultados fueron: el 58%(n=26) corresponden a médicos generales y el 42% (n=19) médicos especialistas. El 31% de los médicos generales poseen regular conocimiento y el 32% de los médicos especialistas buen conocimiento. Cuando no se disponía sangre isogrupo en el banco de sangre, el 3% no usó alternativas, el 2% si usó alternativas.

La existencia de protocolos de urgencia y realización de clases continuas permitirá que los médicos apliquen los conocimientos científicos brindando atención integral a los pacientes que ameriten transfusiones sanguíneas sobre todo cuando se le presenten situaciones, en la que tengan que hacer uso de sangre no isogrupo.

González y Col. (2012), Indicaron que el , uso y efecto terapéutico en la administración de hemocomponentes en un hospital de tercer nivel. México. El objetivo fue conocer la práctica transfusional en un hospital de tercer nivel del Noreste, determinar las Indicaciones, uso y efecto terapéutico en la administración de hemocomponentes. La metodología de diseño fue de estudio observacional, transversal, comparativo y retrospectivo; en pacientes de un hospital de tercer nivel, que hacen un total de 631 pacientes, los instrumentos utilizados son un cuestionario y la ficha clínica de datos.

El estudio pretendió conocer la práctica transfusional en un hospital de tercer nivel del Noreste de México. Se analizaron los expedientes clínicos de pacientes que recibieron transfusión de cualquier hemocomponente entre noviembre de 2009 y mayo de 2011 en los departamentos de Medicina Interna, Cirugía General, Traumatología y Ginecología del Hospital Universitario Dr. José Eleuterio González. Fueron incluidas 631 transfusiones, la mediana de edad fue 43 años (15-98). Del total, en 573 se utilizó paquete globular, en 52 concentrados plaquetarios y en seis plasmas frescos congelados.

Según los criterios de la Asociación Mexicana de Medicina Transfusional (AMMT), 83.8% de las transfusiones tuvieron justificación apegada a las guías. El aumento de hemoglobina utilizando paquete globular con apego a las guías fue de 1.77 g/dL (p=<0.001), cuando no fue así aumentó 1.22 g/dL (p=0.300). En 23 episodios se presentó reacción transfusional, siendo la urticaria la más común. El 75.8% de los productos fueron solicitados de urgencia, en éstos el mayor porcentaje fue apegado a las guías. Conclusiones:

"Es muy escasa la información en México, así como en otros países en desarrollo, sin embargo comparado con centros de Estados Unidos y Europa, el estudio muestra que esta institución presenta una tendencia de manera global a manejar de manera adecuada este recurso. No obstante, existen aún aspectos que necesitan ser perfeccionados. La educación continua para el personal de salud es una pieza fundamental en la actualización en el manejo de hemocomponentes para lograr una mejor utilización de ellos".

Peralta (2011), Prevalencia y factores de riesgo asociados a transfusiones sanguíneas: Hospital Vicente Corral Moscoso, Cuenca, septiembre 2010 - febrero 2011. Ecuador. El objetivo fue Determinar la prevalencia de transfusiones sanguíneas necesarias e innecesarias y factores de riesgo asociados, en pacientes de 19 años de edad o más, ingresados en el H.V.C.M., durante septiembre de 2010 a febrero de 2011. La metodología y diseño fue de tipo transversal, para determinar la prevalencia de transfusiones de sangre total y/o paquetes globulares, en los departamentos de Clínica, Cirugía, Emergencia, Gineco-obstetricia, Quirófano y Terapia Intensiva, del H.V.C.M.

La información se obtuvo mediante transcripción directa de datos de las historias clínicas y fueron analizados con el software SPSS y Excel. Entre los resultados se incluyeron 3,186 pacientes. Se observó una prevalencia de transfusiones del 9.3%. Predominó el sexo masculino con 18.1%, RR: 2.73 (IC 95%, 2.21-3.38), p=0.000; y el grupo de edad correspondiente, al de 45 a 64 años con 11.9%, RR: 1.47 (IC 95%, 1.18-1,83), p=0.0005. Del total de transfusiones realizadas el 37.3% fueron consideradas innecesarias.

Factores de riesgo como: anemia aguda, anemia crónica, traumatismo con pérdida aguda de sangre e intervención quirúrgica, se asocian con transfusión sanguínea en el 81.8%, 30%, 20% y 10.9% de los casos respectivamente (p 0.005). Llegando a la conclusión: "La prevalencia de transfusiones (sangre total y/o paquetes globulares) en el H.V.C.M. es del 9.3% y la de transfusiones innecesarias del 37.3%. El padecer anemia aguda, anemia crónica, traumatismo con pérdida aguda de sangre e intervención quirúrgica, aumentan el riesgo de recibir una transfusión sanguínea".

La bioética

La Bioética es el estudio sistemático de la conducta humana en los campos de las ciencias biológicas y de la atención de la salud, en la medida en que esta conducta se analiza a la luz de los principios y valores morales (Enciclopedia de la Bioética del Instituto Joseph i Rose Kennedy, 1978). Por eso la bioética se preocupa por las cuestiones éticas involucradas en la comprensión humana de la vida. Nace por la conciencia de la necesidad de reflexión crítica sobre los conflictos éticos provocados por los avances de la ciencia de la vida y la medicina.

Cuidados en la etapa transfusional

Se reconoce la importancia de la presencia del profesional de medicina y de Enfermería en caso de presentarse un error o evento adverso en la administración de los hemoderivados, por lo tanto, se recomienda tomar una actitud restrictiva del uso de estos teniendo en cuenta primero la individualización del tratamiento y la valoración del estado clínico del paciente con sus respectivos exámenes.

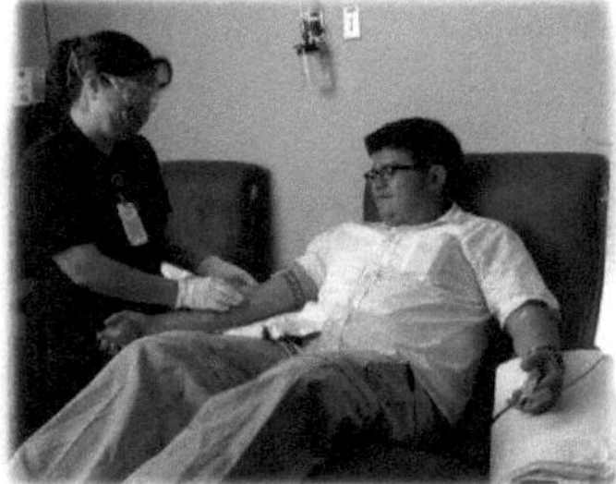

Imagen 1: Cuidados en la etapa transfusional

Es importante tener en cuenta todos los aspectos de la seguridad del paciente y generar conciencia de este en todo el personal de salud, ya que permite disminuir la aparición de eventos adversos y por ende complicaciones en los pacientes. Además de incluir todos los aspectos mencionados en la etapa anterior, hace énfasis en cuidados como goteo lento en los primeros 10 a 15 minutos, vigilancia de reacciones transfusionales inmediatas durante este tiempo, incremento progresivo de la velocidad de infusión, toma de signos vitales y reacciones transfusionales con registro en hoja de control, y por último, registro del acto transfusional en la historia clínica.

En el mismo orden de ideas, se debe hacer mención en la forma específica los cuidados en el proceso de la infusión. La infusión como tal de hemoderivado, incluye cuidados de enfermería como usar calentadores tipo brazalete en la vía de infusión (opcional), solo en caso de trasfusiones masivas y/o velocidades de infusión rápidas, no calentar más de 37°C, chequear la velocidad y tiempo de infusión (la infusión la debe iniciar lentamente a 2ml/minuto durante los primeros 15 minutos, luego se ajusta el volumen de infusión según lo que el sistema circulatorio de la persona tolere), vigilancia de la fluidez y control de los signos vitales (se valoran de 5-15 minutos iniciales de cada unidad que va a ser transfundida y luego cada media hora), la observación ante sospecha de una reacción adversa; hacer una revisión del sitio de punción y verificar que el caudal sea adecuado.

La transfusión de sangre es una medida terapéutica de eficacia comprobada. También es cierto que en muchas instancias esta terapia debe administrarse de inmediato por ser un tratamiento de carácter de emergencia. Esta característica, junto a la condición de que solamente puede ser provista por un ser humano, hace del donante de sangre benévolo y repetitivo un actor irremplazable para el logro terapéutico. Sin embargo, por provenir de un ser humano y por poder ser éste un portador de agentes infecciosos, la transfusión puede mostrar su cara negativa, uno de sus efectos adversos de mayor impacto: la transmisión de infecciones. "La seguridad transfusional tiene como objetivo principal evitar la transmisión de agentes infecciosos al receptor de sangre o hemo componentes".

El deseo máximo de nuestra actividad profesional es lograr el riesgo cero en lo referido a la transmisión de agentes infecciosos, o por lo menos disminuir este riesgo a valores tan pequeños que resulten irrelevantes. Las estrategias para alcanzar el riesgo cero transcurren por dos vías paralelas. Una de ellas es la calidad del donante de sangre, entendiendo como tal que no sean portadores de agentes infecciosos. La otra es la de contar con procedimientos analíticos que permitan seleccionar de manera eficaz los donantes de sangre, apartando a aquellos que sean portadores de agentes infecciosos. La promoción de la donación de sangre es la herramienta que permiten transcurrir la primera de las vías, con el logro de donantes benévolos y repetitivos. El recorrido por la vía analítica reconoce tres etapas:

- **Pre analítica:** es todo lo que sucede antes de la realización de los estudios de la sangre donada. Tiene que ver con la educación del donante de sangre acerca de la transmisión de enfermedades infecciosas. Esta etapa tiene algunos puntos de contacto con la promoción de la donación, ya que debe informar y educar al donante, pero se continúa en el momento de la donación con la entrevista y encuesta previa al acto propio de la donación.

- **Analítica:** Esta instancia es la realización de las pruebas de laboratorio que permiten detectar marcadores de la posible presencia de agentes infecciosos en la sangre a donar. Generalmente son pruebas que detectan antígenos, moléculas componentes de los microorganismos, o anticuerpos generados por el hombre en respuesta a la infección. También es posible detectar el agente infeccioso en la sangre del donante mediante pruebas de biología molecular. Estas pruebas evidencian la presencia de ácidos nucleicos de estos microorganismos, por mecanismos capaces de detectar la presencia de unos pocos de estos por ml de sangre.

- **Post analítica:** Una vez obtenidos los resultados del laboratorio es importante ubicar al donante de sangre para comunicarle los valores hallados. La importancia de esta etapa radica en que se evita por un lado que ese donante pueda infectar a otros y por el otro, que es posible derivar al donante a un médico para confirmar el diagnóstico e implementar medidas terapéuticas tempranas que mejoran la posibilidad de eliminar al agente infeccioso o disminuir los efectos de la infección sobre la salud.

Proceso de transfusión

Comprende las tareas de atención integral del paciente con posibilidades de ser receptor de sangre y/ o componentes y/ o derivados (evaluación clínica y de laboratorio pre-transfusional, ratificación o rectificación de la indicación del médico de cabecera y seguimiento de la eficacia pos-transfusional). En este proceso el Técnico debe:

- Identificar correctamente al paciente a transfundir, tomar las muestras correspondientes a fin de poder tipificar grupo y factor y estudiar anticuerpos irregulares, relevar antecedentes transfusionales y estado clínico del recepto. Informar al receptor sobre el procedimiento transfusional a realizar y si el servicio lo dispone hacer firmar un consentimiento transfusional.

- Seleccionar adecuadamente el componente sanguíneo requerido. Realizar las pruebas pre-transfusionales siguiéndolos POES escritos y las guías transfusionales aprobadas, preparar la transfusión y administrar los componentes solicitados en cumplimiento de todo los establecido en el POE correspondiente.

- Realizar la identificación del receptor y relevamiento de sus antecedentes transfusionales, el control de frecuencia cardiaca, temperatura, tensión arterial y corroborar el grupo sanguíneo, las venoclisis, transfundir y monitorear el proceso de transfusión del componente, previa verificación de la indicación transfusional en la HC.

- Evaluar y detectar cualquier tipo de reacción transfusional. Actuar de acuerdo a las normas y POES correspondientes.

- Realizar procedimientos de aféresis terapéuticas, indicadas por un médico y supervisadas en forma presencial y permanente por un especialista en Hemoterapia. Esto implica el armado y desarmado del equipo de aféresis y la administración de fluidos de reemplazo indicados por el medico (plasma fresco congelado, albúmina, entre otros.)

- Registrar todas las pruebas y resultados realizados en los libros y fichas destinadas para tal fin.

Transfusión sanguínea

Es considerada como un tratamiento único e insustituible en aquellas personas con traumatismos graves, en los pacientes que se someten a intervenciones quirúrgicas mayores, en las mujeres con complicaciones obstétricas (embarazos ectópicos, hemorragias antes, durante o después del parto, entre otras.) y algunos pacientes oncológicos. De este modo, se requiere sangre para realizar transfusiones periódicas en personas afectadas por enfermedades como la anemia grave, la talasemia o la drepanocitosis utilizándose también para la preparación de diversos productos, tales como factores de coagulación para pacientes con hemofilia.

La transfusión de sangre es un procedimiento médico que consiste en hacer pasar sangre o alguno de sus derivados de un donante a un receptor para reponer el volumen sanguíneo, mejorar la hemoglobina y la capacidad de transporte de oxígeno y otras sustancias, corregir los niveles séricos de proteínas o para compensar un déficit de los componentes de la sangre. Según Normativa de la Organización Mundial de la Salud (OMS).

La transfusión de sangre está indicada para el tratamiento de pacientes que, en un momento determinado, presentan una carencia de componentes sanguíneos que no puede ser sustituida por otras alternativas. Por ejemplo, algunos pacientes con cáncer pueden necesitar transfusiones de concentrados de hematíes o de plaquetas porque durante la quimioterapia la médula ósea puede perder temporalmente la capacidad de fabricar nuevas células sanguíneas. O personas con hemofilia, una enfermedad que afecta a la capacidad de la sangre para coagularse, necesitan plasma o los factores de coagulación contenidos en el plasma para favorecer la coagulación y prevenir posibles hemorragias internas.

No debemos olvidar que los componentes sanguíneos son un producto de origen humano y, aunque el proceso de la transfusión se hace con las mayores garantías de seguridad para el paciente, siempre existen riesgos que deben valorarse a la hora de decidir si se debe llevar a cabo una transfusión o no. Por eso hay que considerar la causa que motiva la indicación, cuál es el objetivo a conseguir, si hay alternativas terapéuticas, o los posibles efectos desfavorables que pueda provocar la transfusión. La terapia transfusional, uno de los mayores logros de la medicina moderna y que ha permitido disminuir la mortalidad, prolongando y mejorando la calidad de vida de muchas personas con diferentes trastornos Beckman (2001). Existe una serie de factores importantes que se deben de considerar en el momento de indicar una transfusión:

- **Terapéutica transitoria:**

La transfusión de un hemocomponente puede ser usada como medida transitoria, sin embargo la deficiencia volverá a producirse a menos que la causa de la misma sea debidamente identificada y corregida (cuando sea posible).

- **Tratamiento personalizado:**

La transfusión se debe que tener presentes la edad del paciente, enfermedad de base, sintomatología. Se ha de tratar a los pacientes, no a los resultados del laboratorio.

- **Hemocomponente correcto:**

La transfusión se debe seleccionar el hemocomponente más eficaz y que conlleve menos riesgo para el paciente. Salazar (2003). Se ha demostrado que con el uso de guías en la práctica transfusional, se disminuye el número de unidades transfundidas, lo cual favorece a la transfusión del componente más apropiado y mejora el servicio al paciente Beckman (2001).

Indicaciones para la transfusión

- **Transfusión de concentrados de hematíes**

Las transfusiones de hematíes están indicadas para corregir los síntomas derivados de un déficit en la capacidad de transporte de oxígeno a los tejidos debido a anemias crónicas sintomáticas no corregibles por otros medios terapéuticos. También está indicada la transfusión de hematíes, asociados a otros hemoderivados, en pérdidas moderadas o agudas de sangre. En general, la decisión de transfundir hematíes debe tomarse de manera individualizada para cada paciente ya que, aunque la concentración de hemoglobina es el indicador más usado para valorar su transfusión, existen otros factores como los mecanismos de compensación del propio paciente o las enfermedades de base que influyen en la decisión. La administración de un concentrado de hematíes en un adulto puede aumentar el valor de la hemoglobina en sangre de 1 a 1'5 gramos por decilitro y el hematocrito en un 2 ó 3%.

- **Transfusión de plaquetas**

La transfusión de plaquetas se usa terapéuticamente en enfermos con hemorragia por trombopenia o con trastornos funcionales de las plaquetas. También se pueden transfundir para prevenir posibles hemorragias, por ejemplo, antes de una intervención quirúrgica o, en enfermos de cáncer, después de la quimioterapia. La dosis a transfundir para un adulto suele ser una unidad, si ésta procede de aféresis, o una mezcla de plaquetas (pool), que normalmente se obtiene de 4 ó 5 donaciones de sangre total; y que habitualmente se administra cada 24/48 horas en profilaxis, o justo antes de una cirugía en el caso de intervenciones quirúrgicas.

- **Transfusión de plasma fresco congelado**

Su transfusión está indicada en pacientes con sintomatología hemorrágica y alteraciones de las pruebas de coagulación, circunstancias que pueden concurrir en los trasplantes de hígado, en las cirugías extracorpóreas, en transfusiones masivas, y otras, que deberán ser valoradas individualmente. Dada la presencia de isoaglutininas de grupo ABO, el plasma a transfundir debe ser compatible con el grupo del receptor. Además, salvo en casos puntuales, es preferible el uso de sus derivados (albúmina, inmunoglobulinas, factores de coagulación, entre otros) obtenidos en forma purificada, concentrada, inactivados frente a virus potencialmente contaminantes, y con posibilidades de dosificación precisa; ya que son más eficaces y seguros para la mayoría de las indicaciones.

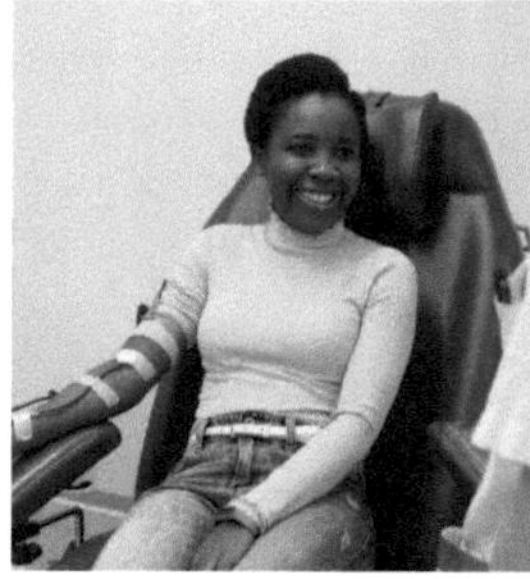

Imagen 2: Transfusión sanguínea

Siendo un procedimiento médico terapéutico que tiene como objetivo corregir la deficiencia de un componente específico de la sangre, en lo que respecta a la capacidad de transporte de oxígeno (componente eritrocitario) o con relación a la función hemostática (plaquetas y/o factores de coagulación). La transfusión sanguínea, por ser un procedimiento médico de gran responsabilidad, se basa en una serie de principios y pautas generales debidamente ordenadas, con la finalidad de estandarizar su aplicación, los mismos que se describen a continuación:

Transfusión autóloga

La transfusión autóloga, llamada también autotransfusión, es la transfusión de sangre ó derivados conservados, provenientes del mismo paciente (de quien fueron obtenidos anteriormente, en la condición de donante y receptor). Este procedimiento se realiza previa evaluación y autorización del médico tratante y en coordinación con el Banco de Sangre (BS); en general se siguen los mismos procedimientos que para cualquier donante. La transfusión autóloga es parte fundamental de las estrategias de ahorro de sangre, que incluye además: adecuada evaluación clínica del paciente, medidas anestésicas, farmacológicas y quirúrgicas.

Tipos Transfusión autóloga

Existen varios tipos de transfusión autóloga y se diferencian según la técnica o el momento de recolección de la sangre; así tenemos:

• **Depósito prequirúrgico :** En caso de cirugía programada, el paciente hace su donación (depósito), como única vez por lo menos 72 horas antes de su intervención; se requiere que la Hb del paciente sea =/> de 11 g/dl (Hto =/> 33%) como requisito necesario. En este caso se realiza primero el tamizaje de los marcadores infecciosos y de ser normal recién se procederá a la extracción de la unidad. En el caso que se requiera el depósito de más de una unidad, el intervalo entre las extracciones no deberá ser menor a 5 días y es aconsejable la administración simultánea de suplementos de Fe.

• **Hemodilución normovolémica aguda:** Al paciente se le extrae la sangre en el quirófano mismo, momentos previos a su intervención y/o anestesia, administrándose simultáneamente, por otra vía endovenosa, expansores de volúmen (cristaloides o coloides). El volúmen a extraer y por ello a reemplazar- dependerá del Hto inicial y del Hto final al que se desea llegar por hemodilución, para lo cual se usan las fórmulas respectivas, que a su vez depende de la condición clínica del paciente y del tipo de operación al que será expuesto. Al igual que en el caso anterior se aconseja el empleo de suplementos de Fe previos a la intervención quirúrgica.

Fórmula (según Dubousset) para calcular el volúmen a extraer (VE), en relación a: la volemia del paciente (VST), hematocrito actual (Hto i) y el hematocrito mínimo que se desea obtener después de la hemodilución (Hto f):

$$VE \, (ml) = 2 \times VST \, (ml) \times \frac{Hto \, i - Hto \, f}{Hto \, i + Hto \, f} \qquad \text{Ecuación 1}$$

La terapia transfusional

La terapia transfusional, uno de los mayores logros de la medicina moderna, ha permitido disminuir la mortalidad y prolongar y mejorar la calidad de vida de muchas personas con diferentes trastornos. Su práctica sigue siendo un problema, ya que no existe un verdadero consenso acerca de sus indicaciones. Se ha demostrado que el uso de guías en la práctica transfusional disminuye el número de unidades transfundidas, favorece la transfusión del componente más apropiado y mejora el servicio al paciente. Este trabajo pretende servir como una guía general para la toma de decisiones en el momento de indicar una transfusión. Se describen las principales características de la sangre y sus componentes, así como los lineamientos generales para su uso, dando a cada banco de sangre o servicio de transfusión la oportunidad de adaptarlas a sus necesidades mediante la elaboración de lineamientos de contenido más particular. Existen principalmente tres situaciones clínicas en las que está indicada la terapia transfusional:

1. Para mantener o restaurar un volumen adecuado de sangre circulante con el fin de prevenir o combatir el choque hipovolémico.

2. Para mantener y restaurar la capacidad de transporte de oxígeno de la sangre.

3. Para reponer componentes específicos de la sangre, como proteínas plasmáticas o elementos formados (glóbulos rojos, plaquetas o leucocitos) cuyo déficit produce manifestaciones clínicas.

Para satisfacer estas demandas, el médico cuenta actualmente con una variedad de productos, como sangre total, concentrados de glóbulos rojos (GR), plaquetas o granulocitos, y componentes y derivados plasmáticos.

Medicina Transfusional

La Medicina Transfusional es una especialidad que se dedica al estudio de las alteraciones inmunológicas del tejido sanguíneo, al sostén de pacientes clínico-quirúrgicos y oncohematológicos mediante la utilización de componentes sanguíneos como del tratamiento de las complicaciones plasmáticas de enfermedades neurológicas, hematológicas y clínicas mediante el recambio plasmático. Ubicándose en el ámbito del diagnóstico y tratamiento, siendo básica y necesaria para el sostén de la alta complejidad, que a su vez guarda relación con todas las especialidades médicas y su aplicación, siendo requerida en todas las etapas de la vida humana en las que interviene la medicina. La Medicina Transfusional moderna está basada en la terapia por hemocomponentes, al que la caracterizan tres principios básicos:

1) Primero debe siempre identificarse la causa de la deficiencia,

2) Solamente deberá administrarse el componente deficitario,

3) Deberá existir la máxima seguridad en el producto sanguíneo y su administración.

El Servicio de Medicina Transfusional, se propone Impartir los conocimientos, herramientas y las experiencias necesarias para desarrollar tareas asistenciales, de conducción y desarrollo en Medicina Transfusional, ofreciendo la posibilidad de una formación integral para médicos y enfermeras que trabajen el área de hemoterapia, para la adquisición de experiencia básica en la producción y control de calidad de los distintos componentes sanguíneos, como lo es también el conocimiento y el manejo de tratamientos de las diferentes patologías abordadas, e implementación de saberes relacionados con los sistemas de gestión de la calidad, administración y conducción de servicios de medicina transfusional, así como también en los aspectos legales, normativos y éticos.

Seguridad transfusional

La eficacia de la transfusión sanguínea dependerá del uso apropiado de la sangre y sus derivados, lo cual es definido por la Organización Mundial de la Salud como: "La transfusión de productos sanguíneos seguros para tratar condiciones que conducen a morbilidad significativa o mortalidad y que no puede ser prevenidas o manejadas efectivamente por ningún otro medio." (World Health Organization, 2001). La administración de sangre y sus derivados, al igual que otros tratamientos, conlleva un riesgo potencial especialmente para el receptor, por lo que se debe evitar transfusiones innecesarias a causa de condiciones de salud que pueden llevar otro tratamiento, esto no solo mejorará la condición del paciente sino que además tendrá un impacto positivo en la economía ya que el recurso sanguíneo es costoso y escaso. (Moyado, García, & Arregui, 2004). Cuando no existe otra alternativa de tratamiento que la terapia transfusional, se deben evaluar los posibles riesgos que esto conlleva, los cuales dependerán de: (Zepeda, 1981, pp. 1-8).

- La selección del donante idóneo.

- La incidencia y prevalencia de infecciones transmisibles en las unidades de sangre donadas.

- La calidad de las pruebas serológicas realizadas a las unidades donadas.

- La calidad de las pruebas inmológicas realizadas previo a la transfusión.

- El adecuado almacenamiento y transporte de la sangre desde que es donada hasta que es administrada al paciente.

- El cumplimiento de los protocolos de transfusión establecidos (Zepeda, 1981).

Aun cumpliendo las medidas de seguridad a lo largo de toda la cadena transfusional, pueden presentarse reacciones adversas, las cuales deberán ser detectadas y corregidas a tiempo para evitar complicaciones mayores en el receptor. (Muñiz, León, & Torres).

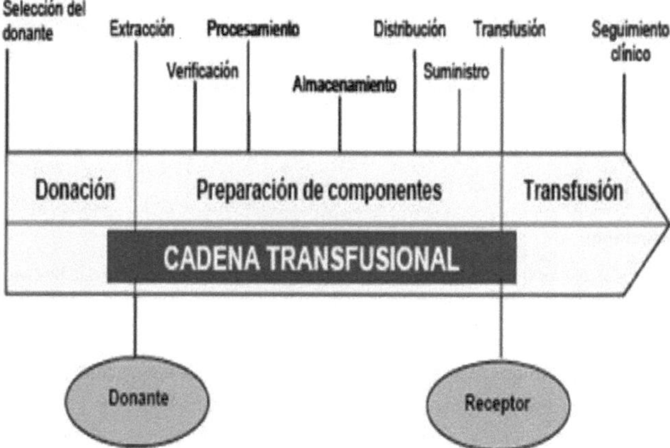

Fuente: Gobierno de España (2011)

Consideraciones para realizar la transfusión sanguínea

La transfusión de sangre o hemoderivados sin la correcta indicación tiene riesgos, desventajas y posibilidad de reacciones adversas. Considerando la autonomía del paciente, deben tomarse en cuenta sus valores, preferencias, y el posible rechazo a la transfusión. Una valoración deficiente y una transfusión innecesaria pueden tener efectos en la salud y seguridad del paciente, lo cual obliga a la reflexión profunda del tema. (Luna, 2010).

Existe contradicción respecto a las recomendaciones de transfusión sanguínea tomando en cuenta los valores de hematocrito y hemoglobina del paciente por lo que se recomienda realizar una exhaustiva valoración clínica tomando en cuenta la patología y características del paciente. (Torres, 2001). En el mismo orden de ideas, Figueroa, & others, 2007, señala que estas medidas buscan evitar transfusiones innecesarias y reducir al mínimo los riesgos que implican una transfusión de sangre o sus derivados. (Larrondo,

Existen varios estudios que toman como criterio de transfusión los valores de hematocrito y hemoglobina a pesar de no tener un umbral definido, pero será la valoración clínica la que permitirá definir si la transfusión es o no necesaria. (Alemán, Hernández, & Pérez, 2015, pp. 1-12). Por otro lado, (World Health Organization, 2001), indica que una vez que el médico ha tomado la decisión de realizar una transfusión, es necesario el consentimiento informado firmado por el paciente y luego se tendrá que pasar por las etapas de la cadena transfusional, este proceso se debe realizar de forma cuidadosa para evitar errores y permitir que llegue la sangre correcta al paciente correcto en el tiempo correcto.

La autora (Dueñas, 2003, pp. 220-237), expresa que dentro de este proceso es muy importante conocer sobre el sistema ABO, el cual fue el primer sistema sanguíneo descubierto por Karl Landsteiner en el año 1900, en el descubrió que los glóbulos rojos pueden ser clasificados en A o B dependiendo de la presencia o no de antígenos en la membrana eritrocitaria y que el grupo sanguíneo O corresponde a hematíes que no poseen antígenos o aglutinógenos A y B. (Lindoro, 2010, pp. 1-4). Señala que el sistema ABO comprende dos partes, una corresponde a los antígenos presentes en los eritrocitos y la otra corresponde a los anticuerpos del plasma. (Garibay, 2006) Al momento de recibir una transfusión sanguínea se corre el riesgo de incompatibilidad en el grupo entre donante y receptor, por eso ademas de verificar adecuadamente las muestras para evitar confusiones, es importante conocer el cuadro de compatibilidades.

Solicitud de Hemoderivado

El proceso de transfusión empieza cuando el médico evalúa al paciente y determina las necesidades de transfusión, y es en este momento cuando se solicita el hemoderivado. La intervención de enfermería en el período pretransfusional se definen como las actividades que ejecuta el profesional de enfermería, al cuidado del paciente antes de la terapia transfusional, para valorar su estado de salud. Siendo el primer paso la identificación del paciente. De acuerdo a Tamayo (1990, p. 43), es de suma importancia la identificación del paciente y la transcripción correcta de los nombres, ya que esta se refleja en la solicitud del hemoderivado y en el rotulado de las muestras sanguíneas para las pruebas respectivas.

La solicitud de transfusión debe hacerse por medio de un formato, que cumpla con ciertas pautas como: Número de la historia, la fecha de solicitud y de la transfusión, nombres y apellidos completos del paciente, tal como aparecen en la historia y en la manila o brazalete de identificación que indica nombres y apellidos, el sexo, edad, estado civil, el lugar y fecha de nacimiento, el hospital, la Unidad Clínica, la sala, la cama, el diagnóstico, el tipo y cantidad del componente sanguíneo deseado, la especificación (si es tratamiento o acto quirúrgico), el grado de urgencia y el tipo de prueba requerida. Es por lo que el profesional de enfermería de atención directa debe pedirle al paciente los datos para el llenado del formato de solicitud del hemoderivado y si no es capaz de suministrarlo debe pedir ayuda a un familiar. Tal y como lo señalan, Cortes y Echeverri (2001):

> Se debe verificar y debe estar correcto el nombre y numeral de identificación del paciente receptor (historia clínica, cédula o seguridad social), en la banda de identificación o historia; debe ser idéntico al nombre y número en la forma de transfusión y el rótulo adherido a la bolsa. Además se pregunta al paciente su nombre completo si es capaz de responder o se comprueba con la familia (p. 60)

Así mismo, se debe reseñar la existencia de embarazo, transfusiones previas y reacciones transfusionales anteriores. Por último, se consigna el nombre legible y firma autógrafa del médico solicitante, y su número de clave. Por otra parte, para el banco de sangre es necesaria la muestra sanguínea del paciente con la cual se realiza la prueba de compatibilidad, grupo sanguíneo y Rh. Al respecto Mora (1998, p. 133) afirma: "Antes de retirarse de la cabecera de la cama del enfermo, la enfermera (o) debe rotular los tubos con muestra de sangre con: Nombre, apellido del paciente, número de identificación y fecha de extracción".

Esta solicitud se enviará con la muestra al banco de sangre con 24 horas de antelación, en caso de acto quirúrgico electivo o tratamiento debe enviarse con 72 horas o más tiempo, ante una emergencia en el momento que éste lo requiera. Con ello se evitará errores en el despacho de la sangre y posteriormente en su administración. Para la toma de esta muestra, debe seguirse también un procedimiento cuidadoso que incluye; utilizar exclusivamente los tubos del Banco de Sangre; tomar la muestra de venas que no tenga venoclisis, por la que no se estén pasando ningún líquido, ni en su trayecto, si es así se debe usar otra vía.

Al respecto Linares (1986, p. 153) sugiere "Es preferible usar una vena distante del sitio de infusión, pero si no existe alternativa, se puede tomar de la línea de infusión haciendo un lavado previo con solución salina fisiológica y descartando los primeros 5 mililitros (ml). de sangre". En este proceso debe utilizarse una inyectadora descartable, con agujas calibre 21, 20 o 19, y no menores porque se pueden obstruir; y extraer 6 centímetros cúbicos (cc). Aproximadamente, deben retirar la aguja de la inyectadora para pasar la sangre al tubo, debidamente identificado, de una forma rápida, pero no violenta, sobre la pared del tubo. Una vez obtenida la muestra debe llevarse al Banco de Sangre para la preparación de la misma, iniciándose entonces el proceso de transporte del hemoderivado. Según Moyado (2004). en el banco de sangre, "Se deben confrontar los datos de la muestra, solicitud e historia clínica, verificando que estos coincidan para proceder a la preparación".

Recomendaciones generales de transfusión

- La velocidad de infusión debe ser lenta al principio, aproximadamente 5 ml/minuto, en los primeros quince minutos y luego tan rápido como lo tolere el paciente, exceptuando casos en que el médico justifique de urgencia.

- Transfundir cuando se tenga a mano la boleta de "Entrega de Hemoderivados", del grupo sanguíneo y del Coombs. Comparar la información actual con la histórica. Utilizar registros manuales o computarizados para verificar con reportes anteriores el grupo sanguíneo y las pruebas anteriores.

- Inspeccionar la unidad y observar cuidadosamente, no debe existir nada irregular como coágulos, cambios de color, roturas o contaminaciones evidentes.

- No añadir ningún medicamento a la sangre.

- Si no se realiza la transfusión, la unidad puede retornarse al banco, siempre que no esté manipulada o calentada, y antes de cuatro horas de haber sido recibida por el servicio.

Cuidados en la etapa transfusional

Se reconoce la importancia de la presencia del profesional de medicina y de Enfermería en caso de presentarse un error o evento adverso en la administración de los hemoderivados, por lo tanto, se recomienda tomar una actitud restrictiva del uso de estos teniendo en cuenta primero la individualización del tratamiento y la valoración del estado clínico del paciente con sus respectivos exámenes. Es importante tener en cuenta todos los aspectos de la seguridad del paciente y generar conciencia de este en todo el personal de salud, ya que permite disminuir la aparición de eventos adversos y por ende complicaciones en los pacientes. Además de incluir todos los aspectos mencionados en la etapa anterior, hace énfasis en cuidados como goteo lento en los primeros 10 a 15 minutos, vigilancia de reacciones transfusionales inmediatas durante este tiempo, incremento progresivo de la velocidad de infusión, toma de signos vitales y reacciones transfusionales con registro en hoja de control, y por último, registro del acto transfusional en la historia clínica.

En el mismo orden de ideas, se debe hacer mención en la forma específica los cuidados en el proceso de la infusión. La infusión como tal de hemoderivado, incluye cuidados de enfermería como usar calentadores tipo brazalete en la vía de infusión (opcional), solo en caso de trasfusiones masivas y/o velocidades de infusión rápidas, no calentar más de 37°C, chequear la velocidad y tiempo de infusión (la infusión la debe iniciar lentamente a 2ml/minuto durante los primeros 15 minutos, luego se ajusta el volumen de infusión según lo que el sistema circulatorio de la persona tolere), vigilancia de la fluidez y control de los signos vitales (se valoran de 5-15 minutos iniciales de cada unidad que va a ser transfundida y luego cada media hora), la observación ante sospecha de una reacción adversa; hacer una revisión del sitio de punción y verificar que el caudal sea adecuado.

La transfusión de sangre es una medida terapéutica de eficacia comprobada. También es cierto que en muchas instancias esta terapia debe administrarse de inmediato por ser un tratamiento de carácter de emergencia. Esta característica, junto a la condición de que solamente puede ser provista por un ser humano, hace del donante de sangre benévolo y repetitivo un actor irremplazable para el logro terapéutico. Sin embargo, por provenir de un ser humano y por poder ser éste un portador de agentes infecciosos, la transfusión puede mostrar su cara negativa, uno de sus efectos adversos de mayor impacto: la transmisión de infecciones. "La seguridad transfusional tiene como objetivo principal evitar la transmisión de agentes infecciosos al receptor de sangre o hemo componentes".

El deseo máximo de nuestra actividad profesional es lograr el riesgo cero en lo referido a la transmisión de agentes infecciosos, o por lo menos disminuir este riesgo a valores tan pequeños que resulten irrelevantes. Las estrategias para alcanzar el riesgo cero transcurren por dos vías paralelas. Una de ellas es la calidad del donante de sangre, entendiendo como tal que no sean portadores de agentes infecciosos. La otra es la de contar con procedimientos analíticos que permitan seleccionar de manera eficaz los donantes de sangre, apartando a aquellos que sean portadores de agentes infecciosos. La promoción de la donación de sangre es la herramienta que permiten transcurrir la primera de las vías, con el logro de donantes benévolos y repetitivos. El recorrido por la vía analítica reconoce tres etapas:

- **Pre analítica:** es todo lo que sucede antes de la realización de los estudios de la sangre donada. Tiene que ver con la educación del donante de sangre acerca de la transmisión de enfermedades infecciosas. Esta etapa tiene algunos puntos de contacto con la promoción de la donación, ya que debe informar y educar al donante, pero se continúa en el momento de la donación con la entrevista y encuesta previa al acto propio de la donación.

- **Analítica:** Esta instancia es la realización de las pruebas de laboratorio que permiten detectar marcadores de la posible presencia de agentes infecciosos en la sangre a donar. Generalmente son pruebas que detectan antígenos, moléculas componentes de los microorganismos, o anticuerpos generados por el hombre en respuesta a la infección. También es posible detectar el agente infeccioso en la sangre del donante mediante pruebas de biología molecular. Estas pruebas evidencian la presencia de ácidos nucleicos de estos microorganismos, por mecanismos capaces de detectar la presencia de unos pocos de estos por ml de sangre.

- **Post analítica:** Una vez obtenidos los resultados del laboratorio es importante ubicar al donante de sangre para comunicarle los valores hallados. La importancia de esta etapa radica en que se evita por un lado que ese donante pueda infectar a otros y por el otro, que es posible derivar al donante a un médico para confirmar el diagnóstico e implementar medidas terapéuticas tempranas que mejoran la posibilidad de eliminar al agente infeccioso o disminuir los efectos de la infección sobre la salud.

Cantidad a transfundir

El volumen a transfundir dependerá del volumen sanguíneo del enfermo, de la severidad de la anemia y del nivel de Hemoglobina que se desea conseguir. La siguiente fórmula simplificada es útil para calcular el efecto previsible sobre la concentración de hemoglobina de la transfusión:

$$Hb\,post = \frac{Hb\,pre \; x \; Vol.\,sang. \; + \; (Vol.\,CH \; x \; Hb\,CH)}{vol.\,sanguineo + vol.\,CH} \qquad \text{Ecuación 2}$$

Como guía aproximada podemos estimar que, en un adulto de unos 60Kg de peso, una unidad de 250 mL de CH aumentará la hemoglobina en 1.2 g/dL y el hematocrito en 3 %.

Usos inapropiados:

- Como expansor de volumen plasmático.

- Como sustituto de terapéuticas específicas para anemia.

- Para mejorar la cicatrización de heridas.(25)

- Para mejorar el tono vital del paciente.

- Con hemoglobina superior a 10 gr/dL. (24).

Debido a su elevado valor hematocrito los Concentrados de hematíes son viscosos y por ello su velocidad de infusión es lenta. La velocidad puede incrementarse mediante la adición de suero salino para disminuir la viscosidad. Las soluciones que contienen calcio, como el ringerlactato, no deben añadirse a ningún producto sanguíneo, ya que pueden inducir la coagulación. las soluciones de glucosa deben evitarse ya que forman grumos de hematíes. En general no deben añadirse a los productos sanguíneos otras sustancias que no sean sueros salinos.

Paquete Globular

Se puede definir como la unidad de sangre concentrado de hematíes, indicada para incrementar la masa eritrocitaria en un paciente en quien se requiera aumentar su capacidad de transporte de oxígeno por síndrome anémico y que no se espera que responda pronto a otra terapéutica específica. Está definido como un componente obtenido tras la extracción de aproximadamente 200 mL de plasma de una unidad de sangre total después por centrifugación. Son el componente sanguíneo más frecuentemente usado para incrementar la masa de células rojas. Contenido: Contiene los hematíes correspondientes a una unidad de sargre total, más unos 100 mL de plasma residual. Conservación: Cuando la sangre se recoge en bolsa que contienen CPD-A, estos concentrados pueden conservarse durante 35 días a 4°C.

Indicaciones: Los concentrados de hematíes están básicamente indicados en:

- Enfermos normovolémicos, con anemia crónica sintomática, refractaria al tratamiento etiológico, aunque su uso asociado a otros componentes celulares y plasma o sustitutos plasmáticos es hoy habitual en el tratamiento de la anemia aguda hemorrágica.

- El objetivo del tratamiento transfusional en el enfermo con anemia refractaria de comienzo lento es mejorar la capacidad de transporte de oxígeno y evitar su sintomatología.

- Debe transfundirse sólo al enfermo con síntomas estables, de severidad moderada, causados directamente por la anemia. Es importante tener siempre en cuenta que la transfusión mejorará sólo transitoriamente la anemia, puesto que el trastorno subyacente persiste. No debe olvidarse que la vida media de una donación normal son aproximadamente 50 días, y que la transfusión se asocia además, a la supresión de la eritropoyesis residual de la médula ósea del enfermo, por lo que la hemoglobina volverá a niveles pre-transfusionales en pocas semanas.

- De un modo general puede establecerse que si la concentración de hemoglobina es ³ 10 g/dL, la transfusión casi nunca está indicada. Si la hemoglobina es de 5-8 g/dL, es fundamental el juicio clínico para tomar la decisión de transfundir o no. Si la Hemoglobina es inferior a 5 g/dL, la mayoría de enfermos requieren transfusión repetida.

- En la anemia aguda hemorrágica hay que tener en cuenta que la sintomatología anémica dependerá tanto de la intensidad de la anemia como de la velocidad de instauración. Así, la transfusión de concentrados de hematíes puede estar también indicada cuando la disminución en la cifra de Hemoglobina es superior a 2 gr/24 horas.

Reacciones adversas transfusionales

Se denominan reacciones adversas a la transfusión a los efectos indeseables que pueden presentarse en el paciente durante o después de la administración de algún hemoderivado. A pesar de todos los avances científicos que hay en cuanto al procesamiento de la sangre, transfundirla conlleva una serie de riesgos, los mismos que deben ser debidamente considerados antes de prescribir dicho procedimiento terapéutico.

Cuadro 1: Categorías de las reacciones transfusionales

REACCIONES	

Inmunológicas	**Inmediatas**
	 • Hemolítica
	 • Febril no hemolítica
	 • Alérgicas:
	     ■ Urticaria
	     ■ Anafilaxia
	 • Daño pulmonar agudo asociado a la trasfusión
	
	 Tardías
	 • Aloinmunizacion contra antígenos eritrocitarios, leucocitarios, plaquetarios o proteínas plasmáticas.
	 • Hemolítica
	 • Enfermedad injerto contra hospedero (EICH_AT)
	 • Purpura pos transfusión
	 • Inmunomodulacion por trasfusión

No inmunológicas	**Inmediatas** • Contaminación bacteriana • Sobrecarga circulatoria • Hemolisis no inmune • Embolia • Hipotermia • Desequilibrio hidroelectrolitico (Hipocalcemia, Hiperpotasemia, Hipomagnesemia). • Coagulopatia hemodilucional **Tardías** • Hemosiderosis • Transmisión de infecciones virales, bacterianas y parasitarias.

Fuente: Dra. Verónica Ramírez (Febrero 2014)

Las reacciones Adversas transfusionales pueden ser clasificadas en inmunológicas y no inmunológicas. Ambas pueden ser inmediatas o tardías; Las reacciones inmediatas ocurren dentro de los primeros minutos hasta las 24 horas de la transfusión, mientras que las tardías pueden desarrollarse en días, meses e incluso años. Para efecto del estudio de las RAT se consideraran las siguientes categorías.

Los síntomas de una reacción transfusional en un paciente consciente pueden ser muy variados y a veces inespecíficos, ente ellos: escalofríos, fiebre, sudoración, vómitos, dolor lumbar, prurito, rubor, cianosis, taquicardia, taquipnea, diátesis hemorrágica e incluso situaciones de shock. En un paciente inconsciente ó anestesiado, los signos prácticamente se reducen a hipotensión y diátesis hemorrágica.

Desde un punto de vista didáctico, las reacciones adversas son clasificadas:

• De acuerdo al momento en que se presentan: Inmediatas (durante ó en las horas siguientes) o

Tardías (al cabo de días ó hasta meses).

• De acuerdo a su gravedad: Leves o Graves.

• De acuerdo al origen de la misma: Inmunológicas y No Inmunológicas.

Todo proceso de transfusión, bajo cualquier institución donde se realizan dicho procedimiento, ya ha debido pasar por numerosas barreras de protección (humanas, como lo son la identificación y clasificación del componente sanguíneo que se necesita; y tecnológicas, como el adecuado proceso de selección y separación de componentes sanguíneos y la respectiva conservación; además el uso adecuado de cada una de estas barreras que buscan la efectividad del tratamiento y la seguridad del paciente. Aunque en ocasiones estas pueden ser vulneradas por diferentes motivos, llegando a causar reacciones inmediatas, tardías o reacciones a largo plazo como son las infecciones, es allí donde debemos estar preparados para identificar un cuadro alérgico y así proceder a actuar de manera ágil para revertir o controlar las necesidades del paciente que a su momento se presenten.

Los signos más comunes y que podemos identificar rápidamente son:

- Escalofrió y reacción febril

- Erupción cutánea generalizada o en espalda y brazos

- Opresión en el pecho y dificultad respiratoria.

Dichas reacciones solo se lograran identificar con una estricta vigilancia del paciente durante el procedimiento y en caso de aparición de alguna de estas, la acción primordial y lo que debemos hacer como profesionales de Enfermería en cualquier caso, es suspender y revisar que el tratamiento si sea el adecuado para no causar más daño y las secuelas serán tratadas según la gravedad o la afectación que cause en el paciente ya que estas no siempre tienen la misma manifestación o gravedad en todos los casos.

Reacciones adversas inmediatas no inmunológicas

• **Insuficiencia cardiaca congestiva:** Es originada por la sobrecarga circulatoria en pacientes con alteraciones previas en su función cardiovascular, pulmonar y/o edad avanzada.

• **Sepsis:** Ocasionada por contaminación bacteriana del hemocomponente.

• **Hemólisis no inmune:** Es la destrucción de hematíes por efecto mecánico- traumático, efecto de temperatura (congelación ó sobrecalentamiento), efecto osmótico (infusión simultánea de soluciones no isotónicas), drogas, entre otros.

• **Embolia:** Actualmente poco frecuente por el uso de bolsa y filtros, es debida a la presencia de aire o microtrombos en la sangre almacenada.

Reacciones adversas tardías inmunológicas

• **Hemólisis retardada:** Debido a la presencia y reacción de anticuerpos anamnésicos, producto de sensibilizaciones anteriores.

• **Enfermedad de rechazo «injerto – huésped»:** Ocasionada por la transfusión de linfocitos «contaminantes» é inmunocompetentes que lesionan tejidos del receptor.

• **Púrpura trombocitopénica post-transfusional:** Púrpura generalizada por plaquetopenia, debida a su vez a la presencia de anticuerpos antiplaquetarios.

• **Aloinmunizaciones:** Ocasionada por la exposición del receptor a antígenos «extraños» del donante, formando anticuerpos irregulares, que podrían ocasionar problemas de incompatibilidad en futuras transfusiones.

• **Inmunomodulación:** La transfusión sanguínea tendría un efecto inmunomodulatorio en lo referente a evolución de cáncer, respuesta a infecciones, entre otros.

Protocolo de manejo de las reacciones adversas transfusionales

Ante cualquier signo y/o síntoma de alarma que se presente durante la transfusión de un hemocomponente y según criterio médico, se actuará de la siguiente manera:

• Detener inmediatamente la transfusión.

• Sustituir el equipo de transfusión por otro con ClNa 0.9%, con la finalidad de mantener el acceso venoso.

• A la cabecera del paciente verificar identificaciones del mismo como del hemocomponente administrado.

• Evaluar los signos vitales, así como los signos y síntomas que presente el paciente y consignarlos adecuadamente en la Hoja de conducción de la transfusión.

• Avisar al médico tratante.

• Comunicar lo sucedido al Banco de Sangre.

• Extraer por una vía distinta, una muestra de sangre, usando 02 tubos: uno sin anticoagulante y otro con anticoagulante EDTA, así como una muestra de orina post-reacción de ser posible.

• Enviar lo anterior junto con la bolsa de sangre y su equipo de transfusión al BS y con la respectiva hoja de conducción de la transfusión.

• En el Banco de Sangre se investigará lo siguiente: revisión de los procesos y registros previos a la transfusión, verificación del grupo sanguíneo del paciente receptor y del hemocomponente administrado, realizar el Test de Coombs directo (TCD) al paciente, determinar la presencia de Hb libre en el plasma (hemoglobinemia) y en la orina (hemoglobinuria), determinación de bilirrubina no conjugada, determinación de Hb ó Hto (inicial y seriados), repetir las pruebas de compatibilidad con sueros pre y post-transfusional.

• En caso se descarte la causa inmune de la hemólisis, se investigará las causas no inmunes: descartar contaminación bacteriana de la bolsa (frotisgram y cultivo), observar el plasma sobrenadante de la unidad, considerar la posibilidad de un defecto eritrocitario intrínseco del donante de dicho hemocomponente (déficit de enzimas intraeritrocitarias como G-6-PD, anemia falciforme, hemoglobinuria paroxística nocturna), descartar hemólisis mecánica ú osmótica.

Reacciones adversas asociadas con la transfusión de leucocitos alogénicos.

Se denomina reacción adversa a la presencia de signos y síntomas no deseados durante la administración de la transfusión o posterior a la misma que puede ser de origen inmunológico o no inmunológico. Se considera reacción adversa asociada a la transfusión inmediata a aquella ocurrida dentro de las primeras 24 horas de administrada la misma. La reacción adversa asociada a la transfusión tardía es la que se presenta después de 24 horas de administrada la transfusión. Gracias a los esfuerzos humanos y económicos aplicados en la leucorreducción, la transfusión de componentes sanguíneos presenta en la actualidad el mayor nivel de seguridad que haya tenido hasta ahora. Sin embargo, aún posee efectos adversos que obligan a considerar en cada indicación los riesgos/beneficios, dentro de éstos, se encuentran:

a. **Reacciones febriles no hemolíticas:** resultado de la presencia, en el paciente de anticuerpos dirigidos contra antígenos leucocitarios del hemocomponente. La etiología de las reacciones febriles también se ha adjudicado a las citoquinas liberadas durante el almacenamiento en condiciones estándar de banco de sangre Pérez (2003).

b. **Aloinmunización a los antígenos HLA presentes en los mismos:** La aloinmunización o presencia de anticuerpos anti HLA se presentan generalmente en personas que han recibido transfusiones o en las que han tenido un trasplante, por lo que han sido estimulados por los antígenos del complejo principal de histocompatibilidad del donante o en las mujeres que han estado embarazadas y que han sido aloinmunizadas por leucocitos fetales que han pasado transplacentariamente a la madre. Estos anticuerpos son por ello de origen inmune del tipo IgG con propiedades citotóxicas y leucoaglutinantes. Los anticuerpos y antígenos del sistema HLA juegan un papel muy importante en una serie de eventos relacionados a la transfusión, que puede contribuir a ciertos casos de refractariedad plaquetaria. Estos anticuerpos producen la destrucción de las plaquetas que contengan el antígeno correspondiente Peñuela (2011).

c. **TRALI (transfusion related acute lung injury, lesión pulmonar aguda producida por transfusión):** Síndrome clínico que se presenta como hipoxemia aguda y edema pulmonar no cardiogénico durante o después de una transfusión de productos hemáticos y se ha considerado que su etiología corresponde a un episodio mediado por anticuerpos debido a la transfusión de anticuerpos contra el antígeno leucocitario o anticuerpos antigranulocito a pacientes cuyos leucocitos presentan antígenos afines Añon (2010).

d. **Enfermedad injerto contra huésped (EICH):** Principal complicación de los trasplantes de células hematopoyéticas y de órganos como así también en casos de transfusiones con sangre no irradiada, la cual es casi siempre fatal originada por la transfusión de linfocitos T viables a pacientes con una inmunodepresión intensa (receptores de progenitores hematopoyéticos, transfusión intrauterina, enfermedad de Hodgkin, entre otros.) o receptores inmunocompetentes que comparten algún haplotipo con el donante (familiares en primer o segundo grado, o pacientes transfundidos con productos HLA compatibles seleccionados). Los linfocitos se injertan y proliferan atacando diversos órganos y tejidos del receptor, generando efectos destructores en el receptor Heiko, Gregor y Ulrich (2009).

e. **Transmisión de enfermedades infecciosas:** La leucorreducción de los hemocomponentes es una estrategia efectiva en la prevención de la transmisión de enfermedades infecciosas asociadas a la transfusión de sangre y que pueden causar serias reacciones adversas en receptores susceptibles, en especial las infecciones víricas. Las infecciones víricas que pueden transmitirse a través de los leucocitos son fundamentalmente las causadas por la familia de los Herpes virus: Citomegalovirus (CMV), Epstein Barr virus (EB), Herpes virus 8 (HV-8) y el virus linfotrópico de células humana T (HTLV I y II). La leucorreducción es de vital importancia para la transmisión de CMV, debido a su alta prevalencia.

Los individuos infectados seropositivos por CMV y en estado de latencia puede oscilar entre el 40 y el 100% de la población dependiendo de la edad y localización geográfica. Por este motivo, aproximadamente el 50% de los donantes son seropositivos y los productos sanguíneos pueden, a través de los elementos celulares trasmitir el CMV y ser responsable de infecciones primarias, reinfecciones o reactivaciones Aguado (2006).

Frecuencia de reacciones adversas a la transfusión

La incidencia de las reacciones transfusionales reportada a nivel internacional es muy variada y existe una gran abismo entre los países que cuentan con un sistema de Hemovigilancia establecido de aquellos en los que no existe. Uno de los ejemplos más claros es el reino Unido que cuenta un 99,5% de los Fideicomisos Nacionales de Servicios de Salud y Consejos de Salud de todo el Reino Unido registrados reportar a SHOT. En el último reporte del 2012 estiman el riesgo de muerte por transfusión de 1 en 322 580 componentes transfundidos, mientras que la morbilidad es más frecuentemente reportada 1 en 21 413 componentes administrados, desafortunadamente más del 64.7 % fueron errores que pudieron ser prevenibles siendo la más frecuente la incorrecta administración de componente sanguíneo.

En contraste en un estudio realizado por Benjamin P.L. y cols; donde llevaron a cabo el análisis de los registros de 6 hospitales en Namibia encontraron una incidencia de 11.5 reacciones agudas por cada 1000 unidades transfundidas. Otro estudio realizado por Siegenthaler MA, y cols. Reportan una incidencia de 4.19 por cada 1000 unidades.

En cuanto al tipo de reacciones más frecuentemente presentadas también existe diferencia por ejemplo en un estudio retrospectivo realizado en un hospital de la India se reportan a las reacciones alérgicas como las más frecuente en in 55.1%, seguidas por la febriles no hemolíticas en un 35.7%, además de reportar a la sobrecarga circulatoria (TACO) y el daño agudo pulmonar asociado a la transfusión (TRALI) como eventos adversos presentados en un 0.5% ; mientras que en el estudio realizado por Siegenthaler MA y cols.

Reportaron a las reaccione febriles no hemolíticas en un 59%; alérgicas 22%; contaminaciones bacterianas 5% y el 18 % restante se clasificaron en otros eventos adversos. En cuanto a los componentes sanguíneos que más frecuentemente estas asociados a reacciones según el estudio de Kato H, Uruma M. realizado en Japón reporta a los concentrados plaquetarios como los que tienen una mayor incidencia (3.8%), seguidos por el plasma fresco congelado (1.3%) y 0.6% para el concentrado eritrocitario.

En México el riesgo de trasmisión de enfermedades, donde el riesgo residual para Virus de la Hepatitis B (VHB): 1 en 32,011; para Hepatitis C (VHC) 1:2781; VIH 1:161 290. Por otro lado en cuanto a la incidencia de reacciones transfusionales en estudio realizado en el Hospital General de México de 1999 al 2003 reportaron una tasa de 1.7% por cada 1000 transfusiones, el 70.4% fueron agudas no hemolíticas y el 25.6% alérgicas.

Análisis y clasificación de las reacciones adversas a la transfusión

La investigación y análisis de las RAT se realiza teniendo en cuenta los siguientes conceptos:

a) Trazabilidad: Identificación plena de los componentes sanguíneos que permite hacer un seguimiento completo de toda la cadena transfusional

b) Grado de severidad de las reacciones: Dependiendo de las características clínicas de la reacción, estas reacciones puedes ser clasificadas en grados.

c) Imputabilidad de las reacciones: Que es definida como la asociación causal entre la trasfusión de sangre o sus componentes y la presentación de la reacción adversa. Se han establecido cuatro niveles.

Cuadro 2: Grado de severidad de las reacciones transfusionales

GRADO DE SEVERIDAD	DEFINICION	SINTOMAS Y SIGNOS	CAUSA PROBABLE
Grado 4	Muerte durante o después de la transfusión		
Grado 3	Amenazan la vida del paciente	Fiebre, Hipotensión Orina de color obscuro Sangrado inexplicable Dolor torácico Dolor en el sitio de punción, Cefalea, disnea	• Sin síntomas respiratorios: (Hemolisis Intravascular aguda, Shock en caso de contaminación bacteriana, anafilaxia) • Con síntomas respiratorios, (hipervolemia, TRALI)
Grado 2	Morbilidad a largo plazo	Urticaria, prurito, Fiebre ansiedad, taquicardia, palpitaciones, disnea leve, cefalea	Reacción alérgica Reacción febril no hemolítica Contaminación bacteriana Infecciones transmitidas por trasfusión. Aloinmunización
Grado 1	Síntomas leves	Urticaria y/o prurito	Reacción alérgica
Grado 0	Transfusión inapropiada de componentes sanguíneos	Sin consecuencias biológicas para el receptor.	

Fuente: Dra. Verónica Ramírez (Febrero 2014)

Cuadro 3: Imputabilidad de las reacciones transfusionales

NIVEL	DESCRIPCION DEL GRADO DE EVIDENCIA
Nivel 4	Cierto. Evidencia concluyente para atribuir la reacción a la trasfusión de productos sanguíneos
Nivel 3	Probable. Evidencia a favor de atribuir la reacción a la trasfusión sin otra causa que pudiera justificar la reacción
Nivel 2	Posible. Evidencia no permite atribuir la reacción ya sea a la trasfusión o a otra probable causa
Nivel 1	Dudoso. puede haber posibles causas, pero no hay evidencia para excluir el rol de la transfusión en la reacción
Nivel 0	Excluido. Evidencia Concluyente para atribuir la reacción a otras causas diferentes a la transfusión

Fuente: Dra. Verónica Ramírez (Febrero 2014)

Manifestaciones clínicas y probable etiología de las reacciones adversas a la transfusión.

Las principales manifestaciones clínicas y etiología de las reacciones transfusionales se resumen en el **cuadro 4** de Manifestaciones clínicas y probable etiología RAT_1.

Cuadro 4: Manifestaciones clínicas y probable etiología RAT_1

TIPO DE REACCION	SIGNOS Y SINTOMAS	ETIOLOGIA
Hemolisis intravascular	Ansiedad, sensación de muerte inminente, dolor retro esternal, lumbar o en el sitio de punción, fiebre escalofrió, nausea, vomito, hipertensión inicial, hipotensión, taquicardia, disnea, coluria, anuria, choque. En el paciente anestesiado sangrado en capa	Incompatibilidad ABO y otros sistemas
Hemolisis extravascular	Ictericia, Fiebre, transfusión inefectiva, escalofríos, coluria	Incompatibilidad a sistema Rh, Duffy, Kidd, Diego, Kell
Febril no hemolítica	Incremento de la temperatura corporal mayor de un grado centígrado durante la transfusión, escalofrió, cefalea y vómito	Anticuerpos contra antigenos eritrocitarios, proteinas plasmáticas, transferencia pasiva de citosinas
Urticaria	Prurito, enrojecimiento, rash y placas eritematosas	Anticuerpos IgE contra proteinas plasmáticas Presencia de alérgenos en el plasma.
Reacción anaflactoide	Urticaria, estornudos, tos, sibilancias, ronquido, estridor angioedema, dolor torácico, disnea, opresión en el pecho, dolor retro esternal, hipotensión, taquicardia, arritmia, cólico, nausea, vómito, diarrea, ausencia de fiebre	Anticuerpos anti-IgA
Anafilaxia	Hipotensión, obstrucción de vías aéreas superiores e inferiores, sensación de muerte inminente, pérdida de conciencia y choque	Anticuerpos anti-IgA, haptoglobinas C4
Daño pulmonar agudo asociado a la transfusión (TRALI)	Datos de insuficiencia respiratoria aguda, hipoxia tisular edema pulmonar agudo bilateral sin compromiso cardiaco, fiebre hipotensión taquicardia, imagen radiología de infiltración pulmonar bilateral	Anticuerpos anti-HLA o contra leucocitos del receptor.
Purpura trombocitopenica pos-transfusional	Petequias, sangrado por piel y mucosas, hematuria, hemorragia intracraneana	Anticuerpos contra antigenos plaquetarios
Contaminación bacteriana	Fiebre, escalofrió, nauseas, dolor abdominal y muscular, disnea, diarrea, hipotensión, choque.	Bacterias gram positivas o negativas en los componentes sanguineos
Sobrecarga circulatoria	Disnea, ortopnea, cianosis, tos, esputo espumoso, cefalea, hipertensión, plétora venosa en cuello, edema de miembros inferiores, signos y síntomas de falla cardiaca congestiva; relacionados con el volumen y rapidez de la transfusión.	Hipervolemia
Enfermedad injerto contra hospedero	Fiebre, rash, descamación cutánea, diarrea acuosa. Ictericia	Proliferación de linfocitos en el receptor del donador

Fuente: Dra. Verónica Ramírez (Febrero 2014)

Manejo de reacciones adversas

A pesar de que en la actualidad se toman una serie de medidas con la finalidad de ofrecer sangre segura, la transfusión de hemoderivados implica riesgos de que el receptor presente una reacción adversa por lo que los miembros del equipo de salud deben monitorizar al paciente antes, durante y después del acto transfusional para detectarlas a tiempo y poder actuar frente a ellas. (Alcaraz, 2005, pp. 2-4). Las medidas que debemos adoptar frente a una reacción transfusional, independiente de la causa, incluye: (Urbina, 2011, pp. 10-18)

- Suspender de forma inmediata la administración del hemoderivado.

- Mantener el acceso venoso permeable con solución salina al 0,9%.

- Valorar los signos vitales del paciente.

- Notificar la reacción al médico y al banco de sangre.

- Obtener muestras de sangre y orina del paciente, así como de la unidad transfundida y enviarlas al banco de sangre para su análisis.

- Registrar el acontecimiento en la historia clínica del paciente. (Urbina, 2011).

Hemosiderosis

La transfusión de concentrado eritrocitario contiene 250mg de hierro; los pacientes que reciben transfusiones de glóbulos rojos frecuentemente pueden presentar sobrecargas de hierro que se depositan en órganos vitales como son hígado, corazón y páncreas afectando seriamente su función ocasionando la aparición de diabetes, disfunción tiroidea, cirrosis e insuficiencia cardiaca entre otras alteraciones. El tratamiento es de acuerdo a la sintomatología presente y en algunos casos se utiliza desferoxamina por vía parenteral para eliminación de hierro.

CAPÍTULO III

PROCEDIMIENTOS

Hemoterapia como práctica médica

Implica el conocimiento del uso apropiado de la sangre, sus componentes y derivados. Este acto médico es de gran responsabilidad y debe llevarse a cabo únicamente después de un estudio racional y específico de la patología a tratar, evaluándose cuidadosamente los beneficios y los riesgos potenciales de la hemoterapia, transfundiéndose lo estrictamente necesario.

Hemodonación

La donación de sangre es un acto voluntario, generoso y desinteresado, no remunerado, cuyo destino es cubrir una necesidad terapéutica, generosa y desinteresada. Se rige por una serie de principios médicos y éticos, plasmados en disposiciones legales, con el único fin de garantizar un producto sanguíneo seguro; por ello toda persona candidata a donante, antes de ser considerada como APTA para donar, es evaluada previamente, identificándola plenamente, con una evaluación física completa y la entrevista personal, dirigidas a captar factores de riesgo tanto para el donante como para el receptor.

La donación de sangre es una necesidad social; a diario cientos de personas, ya sea por trasplantes, cirugías, quemaduras, enfermedades o accidentes en que exista pérdida de sangre, requieren de una transfusión sanguínea.

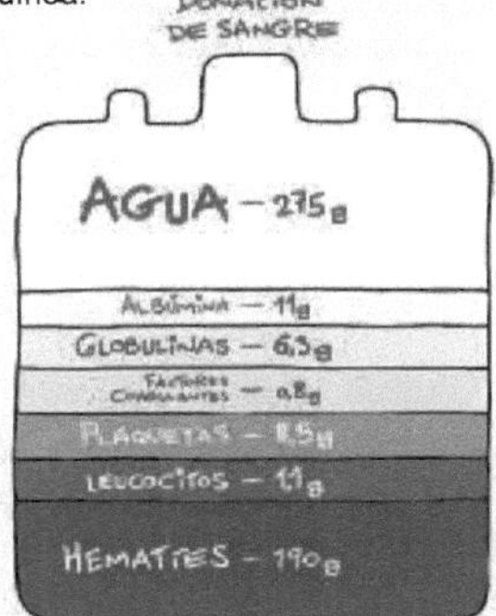

Imagen 4: Donación de sangre

La iniciativa de donar sangre, contribuye a salvar vidas y a mejorar la salud de las personas. Su papel es tan esencial que la disminución de su volumen o alteración de alguna de sus funciones pueden poner en peligro la supervivencia del organismo. El número de donaciones de sangre en el país no es suficiente para cubrir las necesidades del Sistema Nacional de Salud. Para que el país posea acceso oportuno a la sangre, al menos un 2% de la población debe ser donante según la Organización Mundial de la Salud (2005). Hay varios tipos de donación:

• **Donación por reposición;** el paciente devuelve, por medio de sus familiares y/o amistades, las unidades de sangre que le fueron transfundidas durante su hospitalización. Es la donación más frecuente en nuestro medio.

• **Donación por pre-depósito;** el paciente hace el depósito anticipado de las unidades de sangre que pudiera necesitar durante o después de su operación; Un tipo especial de pre-depósito es la donación Autóloga (ver más adelante).

• **Donación voluntaria o altruista;** como su nombre lo dice, la persona dona sangre de manera desinteresada, para quien la pudiera necesitar sin condición alguna. Es la menos frecuente en nuestro medio, pero es la mejor, siendo considerada la donación ideal.

Proceso de Hemodonación.

La sangre y sus hemocomponentes son considerados un recurso valioso y escaso, debido al aún bajo número de donantes voluntarios y altruistas y a las condiciones que se imponen a las personas para efectuar una donación con la mayor seguridad transfusional. El técnico en hemoterapia debe estar capacitado y preparado para elaborar, coordinar y efectuar estrategias con el fin de incentivar, educar y concientizar a la población en general sobre la problemática y necesidad de la donación de sangre y sus componentes.

Debe trabajar en conjunto con organizaciones e instituciones con el fin de promover la donación voluntaria y altruista de sangre como por ejemplo en colectas externas fuera del ámbito hospitalario propiamente dicho. En los bancos de sangre intrahospitalarios (BSI) o en los centros regionales de hemoterapia (CRH) debe ser capaz de solicitar la colaboración de familiares para la convocatoria de donantes y ser capaces de lograr transformar estos donantes de reposición en donantes voluntarios y habituales. Esta estadísticamente comprobado que los donantes voluntarios presentan un menor índice de serologías reactivas, además de que conocen las condiciones que deben tener para efectuar una donación segura y que no están presionados por ningún factor (fuera de la necesidad de colaborar y sentirse útiles) para donar.

Las actividades de la promoción de donación de sangre comprenden:

• Captación y Concienciación, con el objeto de generar una nueva actitud hacia la donación de sangre.
• Fidelización, con el objeto de crear un vínculo estable de los donantes con la donación de sangre.
• Proyección, con el objeto de promover la formación de agrupaciones de donantes y/o promotores voluntarios que actúen como multiplicadores de la propuesta.

Requisitos para ser donante de sangre

Toda persona para ser donante de sangre debe reunir una serie de requisitos, los cuales tienen la finalidad primordial de garantizar la integridad y seguridad de las personas, tanto para el donante como para el futuro paciente receptor de dicha sangre. Por ello, el candidato a donante pasa por una evaluación estandarizada según normatividad nacional vigente, registrándose dicha información en una ficha pre-establecida. El donante ideal es aquella persona (hombre o mujer) saludable, que dona sangre una o más veces al año. Se caracteriza por su elevada generosidad y altruismo, que acuda a donar por el deseo de ayudar a salvar la vida de los demás, sin esperar nada a cambio.

La evaluación del candidato a donante consta de lo siguiente:

• **Identificación plena:** con DNI original y vigente.

• **Edad:** entre 18 y 60 años.

• **Evaluación física:** peso neto (sin prendas) de 50 kg. como mínimo; talla en relación al peso; presión arterial con un valor de la sistólica < 180 mmHg y una diastólica < 100 mmHg; pulso rítmico entre 50 y 100 pulsaciones por minuto.

• **Análisis de laboratorio:** hematocrito (Hto) mínimo de 41% para los hombres, 38% para las mujeres y máximo 51% para ambos; grupo sanguíneo que de preferencia sea «O» positivo, por ser el tipo de sangre más común en nuestra población, además de comportarse como «donador universal», es decir, es generalmente compatible con todos los demás grupos sanguíneos.

• **Antecedentes:** se investigan sobre la base de un cuestionario que trata de detectar factores de riesgo en el candidato a donar como promiscuidad sexual, consumo de drogas, conductas para sociales, enfermedades anteriores y actuales, consumo de medicamentos, entre otros.

Proceso de captación de sangre

La donación de sangre es un proceso seguro, rápido y sencillo:

• **Información**

El donante lee una información genérica sobre la donación.

• **Cumplimentación del cuestionario médico**

Identificación con cedula de ciudadanía o documentación equivalente. Este cuestionario pretende proteger tanto la salud del donante como la del receptor, por lo que es muy importante rellenarlo con seriedad y rigor. Toda la información es confidencial.

• **Entrevista médica**

Antes de realizar cada donación, el personal sanitario realiza una entrevista a los donantes, les toma la tensión y les realiza la prueba de la hemoglobina (prueba no invasiva que permite conocer los niveles de hierro, evitando así que las personas con anemia donen). Dicho reconocimiento tiene como fin identificar y descartar a las personas cuya donación pueda suponer un riesgo para su salud o para la salud del receptor de la transfusión. Por esta razón, sólo se aceptarán como donantes a aquellas personas que después del reconocimiento descrito, denoten un buen estado de salud.

- **Extracción (con material estéril y de un solo uso)**

Se recogen 450 ml. (cantidad segura que se puede extraer a una persona que pese 50 kg.) en un sistema cerrado de bolsas cuádruples que contienen líquido anticoagulante y conservantes. Durante la extracción, la bolsa permanece en una

Atención integral del donante

En todas las etapas de la hemodonación debe presentar siempre un trato amable y afectuoso. Es importantísimo brindar una atención personalizada desde la recepción del donante hasta el momento en que el donante se retira. Estos pasos incluyen:

- Recepción e información pre donación.

- Admisión administrativa al sistema de registro.

- Entrevista medica personal.

El técnico debe ser capaz de lograr una empatía con el donante con el fin de lograr una mayor sinceridad en las respuestas de las preguntas de la entrevista que incluye hábitos de riesgo e historial médico del donante. Debe ser capaz de tomar e interpretar los signos vitales del donante como temperatura corporal, tensión arterial, pulso, hematocrito o hemoglobina. En caso de tener que diferir en forma temporal a un donante saber explicar bien el motivo y lograr que la persona se vaya motivada a volver una vez pasado el tiempo de diferimiento. Si el diferimiento es permanente se debe estimular al donante a que sea capaz de promover la donación de sangre en otras personas.

- Proceso de donación: Estar permanentemente atento al estado del donante durante la donación. El donante no debe tener dudas de que el material utilizado durante la extracción es estéril y descartable y no conlleva ningún riesgo sobre su salud. Es importante lograr fidelizar al donante durante esta etapa y a vez informarle sobre los posibles riesgos o cuidados que debe tener post donación.

- Autoexclusión y refrigerio: Se le debe brindar al donante la posibilidad de una autoexclusión confidencial y la invitación a un refrigerio.

Control a embarazadas

Otra de las actividades del técnico en Hemoterapia es el control y seguimiento de embarazadas. En conjunto con el servicio de obstetricia se hace un seguimiento de las embarazadas. Se completa una ficha con los datos personales de la paciente y antecedentes obstétricos y transfusionales. Se realiza un control en el primer trimestre del embarazo de grupo sanguíneo y factor Rh y anticuerpos irregulares y se determina los controles siguientes de acuerdo a los resultados obtenidos o indicación del médico tratante. Participa en la indicación de la inmunoprofilaxis anti-D, realizando la cuantificación de la hemorragia feto materno u otro método de comprobado valor científico.

Gestión de Calidad en el banco de sangre

Ochoa y col. (2007, p.27), afirman que" la gestión es un vocablo que implica el conjunto de diligencias que se realizan para desarrolar un proceso o producto determinado"; el término se aplica como la dirección de actividades para hacer que las cosas funciones, con capacidad de generar procesos de transformación de la realidad. También afirman, que el término está referido al proceso de planear, organizar, dirigir, evaluar y controlar.

Así mismo López (2008, p.27), indica que la gestión se define como el conjunto de decisiones con sus respetivas acciones que lleven al logro de objetivos previamente establecidos. De modo que la gestión, se refiere al desarrollo de las funciones básicas de la administración: planear, organizar, dirigir como también el controlar. Igualmente afirman, que la gestión trasciende a la acción por si misma, ya que incluye formulación de los objetivos, selección, tanto la evaluación, así como determinación de estrategias, diseño de los planes de acción, ejecución que conduzca al control de los mismos, se aplican tareas, diligencias y fenómenos puntuales.

Para contribuir con el proceso de transformación de la medicina transfuncional en el banco de sangre del hospital general de Cabimas, el mismo debe contar con un Sistema de Gestión de la Calidad certificado por la norma interracional **ISO 9001** (2002).Con la intención de contribuir con un mejor servicio que garantice la disponibilidad de los productos derivados de la sangre para atender las emergencias transfuncionales.

La política de calidad resume un modo de trabajo, que definirá la Dirección del hospital según la ley de transfusión y banco de sangre:

- Cumplir con la **legislación vigente** en materia de Hemodonación-Hemoterapia, Tejidos y Células, así como los requerimientos técnico-científicos tales como las recomendaciones del Consejo de Europa y sociedades científicas y familia de Normas ISO 9000.

- Desarrollar todas las actividades dentro del marco de la mejora continua y de la gestión de objetivos, con la participación de todo su personal, que debe contar con la formación suficiente, y en los que se fortalecen sus responsabilidades, su compromiso con la calidad y se fomenta el trabajo en equipo.

- Orientar todas las actividades y decisiones para **satisfacer**, con la mayor **calidad** y **seguridad**, las necesidades de donantes, Servicios Hospitalarios y pacientes para garantizar el mejor servicio.

- Mantener un sistema de **Hemovigilancia** que detecte los efectos adversos asociados a la donación, procesamiento y transfusión.

- Asegurar la **confidencialidad** de los datos personales de los donantes así como los resultados obtenidos en las pruebas analíticas efectuadas con su sangre.

- Mantener una **Política de Seguridad de la Información** que considere un conjunto de medidas, controles, procedimientos y acciones destinadas a cumplir con los tres aspectos básicos esenciales para el buen servicio al paciente y al usuario del banco de sangre en general, el cumplimiento de la legalidad vigente y la imagen de la propia entidad. Se basa en mantener:

a. **Confidencialidad**: la información debe ser conocida exclusivamente por las personas autorizadas, en el momento y forma prevista. En este sentido debe firmar el compromiso de confidencialidad que se entrega junto a este manual.

b. **Integridad**: la información tiene que ser completa, exacta y válida, siendo su contenido el previsto de acuerdo con unos procesos predeterminados, autorizados y controlados.

c. **Disponibilidad**: la información debe estar accesible y ser utilizable por los usuarios autorizados en todo momento, debiendo estar garantizada su propia persistencia ante cualquier eventualidad.

Calidad del servicio

Los indicadores de calidad del servicio son utilizados por la Dirección de hemoterapia, para diagnosticar la apreciación de los usuarios sobre la gestión de la calidad del servicio prestado en el banco de sangre, según lo expresa Clemenza (2010), es decir, se emplean para determinar la satisfacción o no del usuario con respecto al servicio, referido en este caso específico, al usuario del banco de sangre. Para medir la calidad del servicio, se aplica una encuesta al usuario a fin de detectar desviaciones, sobre las cuales se lleva a cabo la acción correctiva o preventiva. De esta forma, al usuario manifestar su opinión, se podrán corregirse las fallas o debilidades en la dirección de hemoterapia, permitiendo ejecutar mejores acciones en el futuro.

La Calidad

se expresa en términos de "cualidades y orientaciones de una institución, programa o carrera cuya totalidad satisface diversas necesidades o expectativa sociales y profesionales que en el marco de la formación y transformación, compendien, exigencias, rasgos, criterios y grado previamente establecidos en un sistema de evaluación, supervisión y/o acreditación cuyos atributos pueden ser comparables u homologables, no en la racionalidad mercantilista/ productivista de Marketing corporativo, sino en razón de los fines del estado, su modelo de desarrollo, su encargo social y la pertinencia de las instituciones (CIAPIES - 2009).

Educación para la Salud

La Educación para la Salud, según Torres, B (1994) citado por García, A. Sáez, J. y Escarbajal, A (2000) refiere que:

La Educación para la Salud es toda actividad libremente elegida que participa en un aprendizaje de la salud o de la enfermedad, es decir, en un cambio relativamente permanente de las disposiciones o de las capacidades del sujeto. Una educación para la salud eficaz, puede así, producir cambios a nivel de los conocimientos, de la comprensión o de las maneras de pensar; puede influenciar o clarificar los valores, puede determinar cambios de actitudes y de creencias, puede facilitar la adquisición de competencias; incluso puede producir cambios de comportamiento o de modos de vida. (Pág. 38).

Por lo planteado por la autora de esta investigación, puede inferir que la educación para la salud es una de las actividades de la salud pública y de la medicina preventiva que forma parte del proceso educativo, que juega un papel de refuerzo o de modificación intencional de normas y pautas de conductas que influyan positivamente en la salud de los individuos responsabilizándoles individual y colectivamente a la defensa de la salud propia y de los demás. Por otra, Huestis y Col. (1999, p.72), afirman que "es muy importante la educación de los ciudadanos respecto al problema de la donación de sangre, con miras a desarrollar actitudes favorables hacia los programas de los bancos de sangre y crear sentimientos de responsabilidad individual y eliminar conceptos e informaciones erróneos". De lo antes señalado, se puede decir que es necesario informar a los futuros donantes sobre qué es la sangre, por qué no existen sustitutos de ella, la conveniencia de que los donantes sean voluntarios y sobre la financiación de la provisión y compensación de la sangre.

Una de las funciones esenciales de la educación para la salud, es la información a las personas, la información es un derecho elemental de la persona y la enfermera(o) en su función de educadora es la principal responsable de dispensarle la enseñanza necesaria. La asimilación de la información por parte de las personas va a depender principalmente de su capacidad de comprensión, la demanda de información que muestre, el tipo de relación existente entre los usuarios, la enfermera y la comunidad en general. Entre las normas establecidas para la transmisión de la información se debe considerar: establecer una relación empática, valorar el nivel de demanda de información, emplear un lenguaje asequible, informar periódicamente de acuerdo a las necesidades educativas de las personas que asisten al Banco de Sangre "Dr. Patetta Queirolo" del Hospital "Dr. Miguel Pérez Carreño". En este sentido, Caja, C y López, R. (1993), refieren que:

Informar a la población sobre la salud, la enfermedad, la invalidez y las formas mediante las cuales los individuos pueden mejorar y proteger su propia salud, incluyendo el uso más eficaz de los servicios de asistencia médica del país. (Pág. 188).

Tomando en cuenta la aseveración hecha por las autoras, el informar a la población de donantes es indispensable, ya que al proporcionar información responsable con fines educativos, no es solo proporcionar conocimientos aislados sino conseguir cambios en las actitudes y los estilos de vida, cambio que debe realizarse de manera consciente. En relación al indicador Información a las personas sobre aspectos contenidos en la historia clínica, la seguridad de la transfusión de sangre o de sus componentes, se comienza en la selección apropiada del donante, el personal médico y de enfermería en hemoterapia debe cuidar que la donación de sangre no perjudique la salud de la persona donante, ni constituya un mecanismo de transmisión de enfermedades al receptor del elemento sanguíneo.

En el país como en el exterior, los gobiernos han declarado de interés público y puesto bajo control sanitario toda actividad relacionada con la obtención, donación, procesamiento y conservación de la sangre humana y de sus componentes, con el fin de garantizar la seguridad y pureza del producto, tal como lo señala Saltiel (2005, p.4) Programa de Donación Voluntaria de Sangre. Boletín informativo N° 2.

De acuerdo a lo citado por el autor, estas regulaciones representan solamente un mínimo de normas establecidas en la Ley de Trasfusiones de y Bancos de Sangre (1977) Gaceta Oficial 31.356. Es importante, señalar que aún existen debilidades que corregir como desarrollar una reglamentación adicional que permita garantizar la salud del donante y asegurar al receptor, todos los beneficios de la transfusión.

El personal responsable de la donación de sangre, debe ser un personal especializado conocedor de todas las normas de país que regulan la misma, hacer consultas periódicas sobre los últimos avances relacionados con la selección del donante y la terapia transfusional, ya que ello le permite tomar decisiones inteligentes sustentado en una base científica y juicio crítico ante el problema que le refiera el posible donante.

Para este estudio y por ser de interés en la promoción de la donación voluntaria de sangre, para darle realce a la misma se ha seleccionado como dimensión importante la educación para la salud por ser ésta elemento clave en el desarrollo y ejecución de innumerables actividades y acciones que realiza el personal, tanto a nivel asistencial como en la comunidad, con el fin de lograr los objetivos y metas propuestas, en el caso que compete ésta en el mercado en lograr captar el mejor número de donantes voluntarios, para que de esta manera los Bancos de Sangre cuenten con un stop de sangre segura y libre de todo riesgo potencial.

La donación de sangre, implica cumplir con una serie de requisitos establecidos en la historia clínica enmarcada dentro de la educación para la salud con el fin de informar al usuario sobre los contenidos establecidos en la misma por la Ley de Transfusiones y Bancos de Sangre (1977), esto incluye: datos de identificación, valoración física, antecedentes epidemiológicos y patológicos.

Al respecto Linares, J (1996) refiere que la historia clínica debe contener los requisitos para ser donante de sangre. De ahí, la importancia que tiene la información de la persona, la cual le permite al personal de enfermería en hemoterapia obtener la información necesaria aportada por el donante de sangre, con el fin de ser considerado apto o no para su donación. Según la Ley de Transfusión y Bancos de Sangre (1977, p. 2), Capítulo II, Artículo 7.

En opinión de la autora la seguridad de toda transfusión de sangre comienza con la selección adecuada de los donantes, el médico responsable del servicio de transfusión de sangre debe tomar las precauciones necesarias para que la extracción no perjudique al donante y para reducir al mínimo los riesgos potenciales en el paciente condicionados por enfermedades que pueda sufrir el donante.

Comunicación para la Salud

La comunicación para la salud se define como:

> La modificación del comportamiento humano y los factores ambientales relacionados con ese comportamiento que directa o indirectamente promueven la salud, previenen enfermedades o protegen a los individuos del daño, es un proceso de presentar y evaluar información educativa persuasiva, interesante y atractiva que dé por resultado comportamientos individuales y sociales sanos.

Los elementos claves de un programa de comunicación para la salud son el uso de la teoría de la persuasión, la investigación y segmentación de la audiencia, y un proceso sistemático de desarrollo de programas. El interés por entender lo que motiva a las personas a adoptar o no adoptar comportamientos que mejorarán su cal dad de vida se encuentran relacionadas con los modelos de las etapas del cambio de comportamiento y las teorías de la persuasión, que pueden aplicarse a distintas culturas y a distintos comportamientos relacionados con la salud. Menciona la autora al respecto que:

> "Las teorías o los modelos del cambio de comportamiento postulan que la adopción de comportamientos sanos es un proceso en el cual los individuos avanzan, a través de diversas etapas, hasta que el nuevo comportamiento se convierta en parte de la vida diaria".

Los modelos recalcan que los mensajes y programas transmitidos por los medios de comunicación son más eficaces en las etapas iniciales, aunque las comunicaciones interpersonales y las redes comunitarias de apoyo social son sumamente importantes durante las etapas posteriores. La clave para elaborar programas exitosos de comunicación para la salud que llegue a todo el público, se usa para preparar mensajes, información y materiales pertinentes y para identificar los canales que tienen más probabilidades de llegar a los que se encuentran en gran riesgo y, así, tener alguna influencia sobre ellos.

El público destinatario se segmenta para identificar grupos más amplios de personas que comparten valores similares, tienen las mismas creencias o tienen en común otros atributos claves que repercutirán en su atención y en su respuesta a la información sanitaria. Los programas de comunicación para la salud se planifican, se ejecutan y se evalúan después de un proceso sistemático.

La División de Promoción y Protección de la Salud de la OPS utiliza un proceso de seis etapas, con la intención de comprender las percepciones, las creencias, los valores y las prácticas de la población en riesgo, para desarrollar programas de comunicación que atraigan y persuadan al público destinatario a que adopte modos de vida sanos.

La información y la comunicación en salud son fundamentales para la adopción de modos de vida sanos, en forma individual y colectiva. Para COE el comportamiento humano es un factor primordial en los resultados de salud, las inversiones sanitarias deben centrarse tanto en los comportamientos como en los establecimientos de salud y la prestación de servicios. La solución de los problemas de salud requiere que las personas comprendan y estén motivadas para adoptar o cambiar ciertos comportamientos. Por lo tanto, la comunicación eficaz debe formar parte de cualquier estrategia de inversión sanitaria.

Dentro de este marco es necesario diseñar una estrategia de comunicación social eficaz que contemple la información, educación y comunicación dirigida a la población en general tomando en cuenta los temas que la población no conoce y los que desea conocer acerca de la sangre, las transfusiones, la donación; sus experiencias al respecto; su opinión sobre los bancos de sangre; su actitud hacia la donación; sus motivaciones para donar, así como las barreras que limitan la donación.

Es decir la estrategia de comunicación tendrá entonces que dirigirse a despertar la generosidad y solidaridad como principios básicos en la búsqueda de la seguridad transfusional. A sí mismo debe proyectar una perspectiva amplia, con la participación de varios sectores de la población, sin duda, los medios masivos de comunicación tienen un gran alcance, pero por su alto costo es necesario contemplar la utilización de otros medios de comunicación, así como la comunicación directa o personalizada.

Con respecto al personal de salud es esencial adoptar estándares y requisitos nacionales mínimos en relación con la selección y atención de los donantes de sangre, tales como el registro antes de la donación, los criterios para la selección de los donantes y su evaluación, las pruebas de tamizaje para la investigación de agentes infecciosos asociados con la transfusión y las normas de bioseguridad. Los estándares de trabajo para bancos de sangre, publicados por la OPS constituyen una guía para el diseño de los estándares nacionales.

CAPÍTULO IV

DONACIÓN

La donación de sangre es un acto voluntario, generoso y desinteresado, no remunerado, cuyo destino es cubrir una necesidad terapéutica, generosa y desinteresada.

Los donantes de sangre

La sangre total o los hemocomponentes, que se obtienen en nuestro Banco de Sangre, provienen de donantes no pagados, lo que significa: voluntarios, familiares, o donación autóloga. El personal de hemoterapia, recibe instrucciones y capacitación en el área de selección y reclutamiento de donantes. Buscamos a través de entrevistas y cuestionarios, elementos de juicio para aprobar, rechazar o diferir temporalmente al donante de sangre A todos los donantes se les explica previamente sobre las enfermedades que se pueden transmitir por la transfusión de sangre y sobre el riesgo del sida que se da en grupos de conducta social de alto riesgo. Toda la información se les brinda directamente en una entrevista y un cuestionario.

También se les previene de los alcances legales por la información falsa o incorrecta y luego de la donación se les ofrece la posibilidad de una autoexclusión. También se les practican exámenes para detectar anemia, hipertensión, infección o deterioro general de la salud. En general se les ofrece la oportunidad de expresar su opinión particular acerca de su historia de salud y del tipo de conducta social que tiene y, con base a la información que le brindamos, ver si su salud es idónea y su conducta social es de alto riesgo o no. Nuestro personal también aplica su propio juicio y criterio, basados en normas claras emitidas por la Institución, el Ministerio de Salud y Organismos Internacionales (OMS-OPS). Cada donante debe tener los valores mínimos establecidos para hemoglobina, leucocitos y plaquetas, también debe tenerse el dato de su edad, presión arterial, peso y temperatura para poder ser aceptado como donante.

Donación de sangre

Cada día, decenas de pacientes en nuestros hospitales salvan su vida o recuperan su salud gracias a la transfusión de sangre y derivados. En la medicina moderna, los tratamientos de cáncer, la cirugía compleja, los accidentes de tráfico, los transplantes de órganos, todo sería imposible sin transfusiones. Detrás de todos estos avances están miles de donantes anónimos que lo hacen posible. Es el tipo de donación más común en donde se extrae el volumen de una pinta de sangre (450 ml), para luego ser dividido en sus componentes transfundibles: glóbulos rojos, plaquetas y/o crioprecipitado AHF y plasma. Es posible donar sangre cada dos meses aproximadamente.

La sangre no puede fabricarse, a pesar de los avances científicos en la tecnología de recombinación genética para la producción de proteínas humanas, todavía sigue siendo la donación la única fuente de sangre para la transfusión. Y la donación debe ser libre y altruista por motivos de seguridad (el donante no debe tener otro interés que el altruismo para la donación y de Justicia social:

todos debemos contribuir solidariamente como deber social que es, por ello y por ley la sangre no debe ser motivo de comercio, ni se compra ni se vende). La donación es el acto por medio del cual una persona, que se denomina el donante o hemodador, cede en forma voluntaria y gratuita, una parte de su sangre para ser utilizada en seres humanos con fines terapéuticos o para investigación científica., no puede ser motivo de comercio. Ni se compra ni se vende. Según Ley de Transfusión y Banco de Sangre (1977), Capítulo III, Artículo 10 al 15

Por tanto, la iniciativa parte de usted, pero, por si tiene alguna duda, aquí presentamos razones que pueden ayudarle a dar este pequeño paso solidario:

- Con una donación, se salvan tres vidas

- La cantidad donada sólo representa el 10% de la sangre que normalmente se posee, porcentaje que no interfiere con el funcionamiento normal del organismo

- La donación de sangre se puede hacer a cualquier hora del día, sin necesidad de condiciones especiales

- Cada día 75 personas salvan su vida en España gracias a las transfusiones

- Los tratamientos de cáncer, la cirugía compleja, los accidentes de tráfico, los transplantes de órganos,... serían imposibles sin donaciones de sangre.

- La sangre no puede fabricarse

- Si piensas donar cuando haya una emergencia, ya llegas tarde. Tu sangre debe ser sometida a pruebas y procesos. Por lo tanto, es mejor acudir antes de que aparezca la necesidad

- En verano, hace más falta, al contrario de lo que se cree, por el aumento de los accidentes y la escasez de donantes en sus residencias habituales

- Porque mañana, a lo mejor, le hace falta a uno de los tuyos

- Hacen un buen análisis de tu sangre

- Garantías de seguridad para el donante y el receptor

Para que el país posea acceso oportuno a la sangre, al menos un 2% de la población debe ser donante según la Organización Mundial de la Salud. Hay varios tipos de donación:

• **Donación por reposición;** el paciente devuelve, por medio de sus familiares y/o amistades, las unidades de sangre que le fueron transfundidas durante su hospitalización. Es la donación más frecuente en nuestro medio.

• **Donación por pre-depósito;** el paciente hace el depósito anticipado de las unidades de sangre que pudiera necesitar durante o después de su operación; Un tipo especial de pre-depósito es la donación Autóloga (ver más adelante).

• **Donación voluntaria o altruista;** como su nombre lo dice, la persona dona sangre de manera desinteresada, para quien la pudiera necesitar sin condición alguna. Es la menos frecuente en nuestro medio, pero es la mejor, siendo considerada la donación ideal.

Beneficios de donar sangre

Al realizar toma de signos vitales (presión, temperatura, peso y pulso) se puede alertar sobre posibles enfermedades cardiovasculares infecciones, entre otras.

- La prueba de hemoglobina sirve para conocer enfermedades como anemia y poliglobulia.

- Las pruebas realizadas son de VIH, Chagas, Sífilis, Hepatitis B y C.

- En caso de pruebas reactivas, se llama al donante de forma personal y confidencial y se le pide que acuda a Cruz Roja a fin de realizarle una nueva toma de sangre para volver a correr las pruebas.

- El donante recibe asesoría antes de la toma a fin de sensibilizar al usuario sobre los riesgos y enfermedades.

- Al donante positivo se le brinda apoyo psicológico inicial sin costo y se lo remite a instituciones especializadas.

Además de los beneficios antes expuestos la Cruz Roja de nuestro país entrega productos sanguíneos sin costo. Es decir, el donante voluntario repetitivo tiene derecho a cinco productos sanguíneos para su uso, o para sus hijos menores de 17 años, o también 2 productos sanguíneos para sus padres mayores a 65 años. (Periodo de 6 meses posterior a su última donación).

Sangre

La sangre es un tejido con estructura de líquido viscoso que fluye a través del organismo por un circuito cerrado de vasos llamados arterias, venas y capilares. La cantidad de sangre está en relación con la edad, el peso, sexo y altura". Un adulto tiene entre 4,5 y 6 litros de sangre, el 7% de su peso. El recorrido que realiza la sangre se denomina circulación sanguínea.

Funciones de la sangre

Su función principal consiste en servir de vehículo para el transporte de gases, elementos nutritivos, productos metabólicos de desecho, células y hormonas por todo el organismo.

Transporte de:

1. Oxígeno desde los pulmones a los tejidos

2. Dióxido de carbono desde los tejidos hacia los pulmones.

3. Sustancias nutritivas desde el intestino hacia todos los otros órganos.

4. Productos nitrogenados del metabolismo hacia los riñones y el hígado.

5. Hormonas hacia las dianas celulares.

Efecto terapéutico esperado:

Recuperación de la actividad del ó los factores de coagulación en 20 a 25% como mínimo, según control a la hora posterior a la transfusión. Situaciones en las que existe controversia sobre su efectividad, debido a que los datos existentes son insuficientes:

• Prevención de la hemorragia microvascular difusa en enfermos que tras haber sido transfundidos masivamente, tengan alteraciones significativas de las pruebas de coagulación, aunque no presenten alteraciones hemorrágicas.

• Como profilaxis de la hemorragia en pacientes con hepatopatías agudas o crónicas y trastornos importantes de la coagulación que deben ser sometidos a una intervención quirúrgica o a cualquier otro procedimiento diagnóstico ó terapéutico invasivo.

• En los pacientes críticos por quemaduras. En la fase de reanimación, no puede recomendarse su utilización sistemática.

Situaciones en las que su uso no está indicado:

• Todas aquellas que pueden resolverse con terapéuticas alternativas o coadyuvantes (medidas físicas, concentrados específicos, antibrinolíticos, Acetato de Desmopresina o DDAVP, Entre otros).

• Como expansor de volúmen o para recuperación o mantenimiento de la presión oncótica y/o arterial.

• Como parte integrante de esquemas de reposición predeterminados (Ej.1U de PFC por c/ 3U de PG).

• Prevención de la hemorragia intraventricular del recién nacido prematuro.

• Como aporte de inmunoglobulinas, de componentes del complemento.

• Uso profiláctico en pacientes diagnosticados de hepatopatía crónica con alteración de las pruebas de coagulación, que van a ser sometidos a procedimientos invasivos menores.

• En pacientes con hepatopatía crónica e insuficiencia hepatocelular avanzada en fase terminal.

• Como aporte nutricional, en la correción de la hipoproteinemia, alimentación parenteral prolongada, en el paciente séptico y para el aporte de componentes del complemento.

• Corrección del efecto anticoagulante de la heparina.

• Reposición del volúmen en las sangrías en el recién nacido con policitemia.

• Ajuste del hematocrito de los concentrados de hematíes que van a ser transfundidos a los recién nacidos.

Procesamiento de la unidad de sangre

Todas las unidades de sangre captadas en las donaciones pasan por una serie de procesos y estudios analíticos antes de ser consideradas **APTAS** para ser transfundidas, como se detalla a continuación:

- **Fraccionamiento**

La unidad de sangre es separada, por medios físicos (centrifugación) en sus componentes como son: concentrado de hematíes (paquete globular), concentrado de plaquetas y componentes plasmáticos (plasma fresco congelado y/o crioprecipitado); Este procedimiento deberá ser realizado dentro de las 6 horas de extraída la sangre para el máximo provecho de sus componentes.

- **Estudio Inmunohematológico**

Cuyo objetivo es la confirmación del grupo sanguíneo de la unidad, así como la detección de anticuerpos irregulares en la misma, llamándose «anticuerpos irregulares» a aquellos anticuerpos que normalmente no se encuentran presentes en la sangre de una persona, salvo se halla estimulado su presencia en casos de embarazos o transfusiones previas, debido a su vez a la exposición a antígenos eritrocitarios «extraños». Estos anticuerpos irregulares podrían ser causa de reacciones transfusionales en el paciente que reciba dicha unidad de sangre, por lo que es aconsejable no usar hemocomponentes que demuestren su presencia.

- **Estudio Inmunoserológico**

Llamado también «tamizaje»; el objetivo de estas pruebas es detectar la presencia, en la unidad de sangre, de antígenos ó anticuerpos (marcadores infecciosos) relacionadas a las infecciones hemotrasmisibles por VIH 1y2, Hepatitis B (Ag. de superficie y Core total), Hepatitis C, HTLV 1 y 2, Tripanosoma Cruzi (Enfermedad de Chagas) y Treponema pallidum (Sífilis), todas ellas de estudio obligatorio en ámbito nacional. Todo hemocomponente que presente reactividad o reacción indeterminada a algún marcador es considerado como NO APTO para su uso.

Finalmente, de no presentar reactividad a los marcadores infecciosos así como ausencia de anticuerpos irregulares, la unidad de sangre con sus componentes es calificada como APTA para su uso clínico, siendo debidamente registrada, etiquetada y almacenada. En caso contrario, de ser calificada como NO APTA es elim nada de acuerdo a las normas de Bioseguridad.

Proceso de obtención de hemocomponentes transfunsionales

El técnico es quien realiza la toma de muestras para la realización de estudios serológicos e inmunohematológicos.

- Debe estar preparado y capacitado para la obtención y producción de los distintos componentes de la sangre (glóbulos rojos desplasmatizados, plasma para la planta de Hemoderivados, PFC para requerimiento Transfusional, plaquetas de banco o aféresis y crioprecipitado) por lo que debe presentar pericia en el manejo de equipos inherentes a este área de trabajo tales como centrifugas refrigeradas, máquinas de aféresis o equipos automatizados.

- Tipifica antígenos eritrocitarios, plaquetarios y leucocitarios (grupos sanguíneos, Rho, fenotipo, sistema HLA, entre otros.) Debe ser capaz de resolver discrepancias asociadas a tal efecto.

- Detecta e identifica anticuerpos irregulares, interpretar los resultados e informar los hallazgos.

- Realiza el control de calidad de reactivos, equipamiento e instrumental, de los productos elaborados y participar del equipo que realiza la evaluación y validación de las nuevas tecnologías potencialmente implementables.

- Participar en la realización del tamizaje de ITT siguiendo los procedimientos operativos estándares escritos para su efectividad y bajo supervisión del bioquímico responsable del área. Junto con quien se determine como responsable hace el desbloqueo de los componentes para transfusión y el descarte de las unidades inhabilitadas para su uso.

- Realiza controles de calidad de reactivos, técnicas y componentes obtenidos para asegurar una óptima calidad del procedimiento realizado.

- Registra todo lo realizado en las planillas, formularios y libros destinados a tal fin.

CAPÍTULO V

LA HEMOTERAPIA

Se ha convertido en una especialidad vital para otras disciplinas, excediendo el campo de la terapéutica y está abarcando toda la comunidad como sustento y motivo de su accionar. Además, por su trascendencia ética y sus valores reconocidos se constituye, en el campo de la salud, en uno de los modelos del derecho público y lcs deberes del estado. Es indudablemente una especialidad médica, pero en la que es imprescindible la participación de todos los sectores. La concienciación de la comunidad brindará sangre no solo en cantidad necesaria, sino también con calidad adecuada. La educación comunitaria en el camino para lograr donantes seguros. La residencia de hemoterapia surge a partir de la necesidad concreta de contar con recursos humanos capacitados en la especialidad ya que en el ámbito de la salud pública el número de médicos formados en esta disciplina es insuficiente para las necesidades actuales y futuras en la materia. Para la resolución de esta problemática.

A la sangre y sus componentes se les ha colocado en la categoría de sustancia terapéutica, sin que sean vigilados y controlados como el resto de los medicamentos y por lo tanto, las transfusiones constituyen un verdadero problema a nivel hospitalario. Se debe tener un extremo conocimiento al decidir una transfusión, contar con un equipo capacitado que pueda impedir el uso incorrecto de dicha terapia, identificar y tratar de manera oportuna la presencia de reacciones adversas. No existe la transfusión con riesgo cero, y es posible que no pueda existir nunca. Lo que más se aproxima a esta situación son algunos procedimientos de autotransfusión (sobre todo los intra y post quirúrgicos). Estos, aunque no están exentos de efectos secundarios, minimizan el riesgo de error administrativo ya que puede haber confusión en el despacho de componentes autólogos.

La hemoterapia es una disciplina que sufre rápida evolución acorde con el progreso de las ciencias médicas y de la tecnología aplicada. Es imperativo conocer los adelantos técnicos en la preparación y uso de la sangre y de los hemocomponentes. Lo anterior es la justificación para elaborar este documento con información actualizada, que ha de servir no sólo a los microbiólogos encargados de los bancos de sangre, sino también a médicos y enfermeras involucradas en la hemoterapia, responsables finales de la transfusión solicitada. En este instructivo van las normas respecto a la forma en que se deben preparar y manejar los productos sanguíneos a transfundir. Son criterios específicos para que estos productos reciban la atención necesaria al momento de su preparación, de la transfusión misma y aun después de pasada la infusión del hemocomponente, por la posibilidad de una reacción indeseable aguda o tardía.

Presentamos instrucciones sobre métodos regulares y también especiales de transfusión, como son los filtros removedores de leucocitos al pie de la cama del paciente, hemocomponentes lavados o irradiados, transfusión en caliente, etc. Son complemento de las indicaciones generales de transfusión que el médico dicta, según el caso. La sangre o los hemocomponentes son parte del tejido hematopoyético humano, por lo que se deben manejar con criterio profesional, para no alterar su calidad, cantidad y actividad hemoterapéutica. Los mismos problemas inmunológicos que se presentan en transplantes de órganos los podemos esperar, con diferente nivel de complejidad, además de los propios de la sangre.

El médico debe indicar la dosificación, la velocidad de infusión y los criterios justificantes de la transfusión, además de asumir la responsabilidad por las consecuencias derivadas directamente de su indicación. El profesional encargado del caso en el banco de sangre debe tener la calificación necesaria para despachar productos sanguíneos equivalentes. Cuando no exista el producto pedido, un profesional en Inmunohematología despachará el producto equivalente, que se ajuste a las indicaciones de la solicitud del médico. La enfermera que vigila al paciente debe tener presente los diferentes grados y tipos de reacción transfusional, sus formas clínicas y procedimientos correctivos de emergencia. Esta información será transcendental para el diseño del estudio de reacción transfusional mediante el que trataremos de encontrar, en el Banco de Sangre, una explicación de la sintomatología presentada.

También ofrecemos aquí referencias de los criterios operativos de transfusión, recomendados por un grupo multidisciplinario del Hospital Nacional de Niños, además de las sugerencias tomadas de la literatura científica mundial, incluyendo guías y algoritmos para trabajar ordenadamente dentro del banco. Este es un diseño particular para las necesidades de un Hospital Pediátrico y no pretende ser una norma de todo centro de salud, en lo que se refiere a las indicaciones médicas; sin embargo, las instrucciones de manejo operativo de la transfusión deben cumplirse tal y como se indican, por ser éstas normas universales, cuya vigilancia compete al inmunohematólogo del banco de sangre. Siempre debemos tener presente que la transfusión es un procedimiento que no está exento de los riesgos de transmisión de enfermedades o de reacciones adversas, por lo que se debe ejercer un cuidadoso criterio científico.

La Hemoterapia es una especialidad médica que comprende la donación, el fraccionamiento, la conservación y la administración de la sangre, sus componentes y derivados. Abarca también estudios inmunohematológicos, serológicos y procedimientos de aféresis. Debiendo contemplar la atención personal de los individuos involucrados donantes, pacientes y embarazadas mediante la dirección de los siguientes procesos:

- **Hemodonación:** Involucra las acciones de educación comunitaria, planificación de la donación, selección del donante y extracción de sangre o sus componentes plasmáticos y celulares por medio de métodos manuales, mecánicos entre otros.

- **Preparación del producto sanguíneo:** incluye la separación de la sangre en sus componentes plasmáticos y celulares, la producción de hemoderivados y la calificación biológica que comprende los estudios inmunohematológicos y la dirección de control de enfermedades transmisibles por sangre.

- **Transfusión:** que engloba la indicación transfuncional, sus evaluaciones clínicas y de laboratorios previas y posteriores.

Generalidades de los servicios de hemoterapia

- Será obligación de los establecimientos sanitarios que asistan partos, emergencias y cirugías derivadas de ellas u otras, poseer er su estructura el Servicio de Hemoterapia en la categoría de Unidad de Transfusión. Esta obligación alcanza también a los establecimientos sanitarios que realicen prácticas médicas que puedan ser causa de indicación transfusional.

- Los Servicios de Hemoterapia deberán ser independientes de cualquier otro servicio hospitalario en su estructura orgánica y funcional (por ejemplo: laboratorio, anatomía patológica, hematología, otros).

- El Servicio de Hemoterapia deberá ser encuadrado como unidad, sala o servicio según complejidad hospitalaria.

- La estructura de los Servicios de Hemoterapia, deberá cumplir en un todo, con los requisitos exigidos por las Normas Técnico-Administrativas vigentes para cada categoría de Servicio, a fin de incidir en el funcionamiento adecuado de los mismos.

- Todos los Servicios de Hemoterapia deberán poseer manual de procedimientos para cada uno de los procesos abordados, actualizándolos periódicamente cada año. Todos los procedimientos nuevos que modifiquen, agreguen o remplacen los existentes, deberán observar las normas técnicas y de las buenas prácticas de la especialidad, debiendo ser anexados al manual de los procedimientos.

- Los Servicios de Hemoterapia deberán establecer un sistema de control de calidad para asegurar que las normas y procedimientos se ejecuten acorde con los principios de la buenas prácticas, y que los equipos, materiales y reactivos, funcionen correctamente. Las acciones de este programa, deberán ser debidamente registradas.

- Los Servicios de Hemoterapia deberán cumplir las normas universales de Bioseguridad y las establecidas por Ministerio de Salud de la Provincia de Buenos Aires.

- Referente a la eliminación de residuos patológicos, deberá contemplar lo establecido en la Ley N° 11.347, Decreto Reglamentario 450/94 y sus modificatorios.

- Los Programas de Bioseguridad deben estar incluidos en los manuales de procedimientos, describiendo en detalle todas las medidas preventivas y correctivas, así como lo referente a gestión de muestras, eliminación de residuos, disposición de material contaminado no descartable.

Hemocomponentes disponibles

Sangre total

La sangre total es el producto que resulta de la adición de 63 mL de solución anticoagulante-conservadora a los 450 mL de sangre obtenida de un donante. Su almacenamiento se realiza a 4°C y durante el mismo las plaquetas y los leucocitos dejan de ser funcionales a los pocos días de la extracción así como los factores de la coagulación. Es por lo que en los Bancos de Sangre se procesa la sangre total para obtener los diferentes hemoderivados: concentrado de hematíes, concentrado de plaquetas, plasma fresco congelado. Ello permite administrar a cada paciente únicamente el componente que precisa.

Tras someter a la bolsa a una centrifugación intensa con la que se sedimentan los hematíes en el fondo de la bolsa, se obtiene un sobrenadante claro por encima, el plasma, y la capa leucoplaquetaria entre ambos. A continuación se extrae el plasma y la capa leucoplaquetaria y por último se añade una solución conservante constituida o glucosa, adenina, cloruro sódico y manitol (SAG-Manitol) con lo que el hematocrito resultante de este concentrado de hematíes se sitúa entre un 55 y un 65%, con un contenido de Hemoglobina superior a los 40 gramos (concentrado de hematíes leucorreducido). El volumen aproximado del producto se sitúa entre 200 y 300 mililitros.

Sangre total reconstituida

Es la unidad de sangre (concentrado eritrocitario (CE)) con un volumen aproximado de 450 cc resultante de la unión de un paquete globular y un volumen correspondiente de plasma fresco congelado, no necesariamente del mismo donante. Debe ser usada dentro de las 24 horas de su preparación; en caso contrario deberá eliminarse, el hematocrito final deberá ser entre 40 y 50% y el volumen final dependerá directamente del volumen del CE y del volumen del plasma utilizado para hacer la reconstitución. En este caso dependiendo de su indicación, el plasma y el CE no necesariamente corresponderán ambos a un solo donador y podrán no ser coincidentes en el grupo sanguíneo ABO y Rh D pero siempre compatibles. Las combinaciones que se realicen no deberán producir la hemólisis de los eritrocitos.

Función: Transporte de oxígeno a los tejidos.

Indicaciones:

- Exanguineo-transfusión.
- Sangrado agudo mayor a un VST dentro de 24 horas (Transfusión masiva).

Contraindicaciones:

- Anemia crónica normo o hipervolémica.
- Paciente que requieren soporte transfusional especifico.
- Paciente con deficiencia de IgA

Transporte: En contendores limpios termoaislantes, entre 1 y 6° C. Cuando la reconstitución se realizó por sistema abierto esta unidad tiene una vigencia de 4 horas, si no se usa debe dársele destino final.

Concentrado de eritrocitos

Descripción: El Concentrado eritrocitario (CE), es el componente obtenido por remoción de una parte del plasma de sangre total (ST) que contiene mayoritariamente eritrocitos. Tiene un volumen de 250 mL, muy poca cantidad de plasma, leucocitos y plaquetas y el hematocrito está entre 70% y 80%.

Función: Transporte de oxígeno a los tejidos.

Indicaciones: La indicación clínica para una transfusión se puede clasificar en cuatro categorías:

1. Anemia aguda, que incluye la que se produce intraoperatoriamente

2. Anemia hemolítica (no inmune)

3. Anemia hipoproliferativa

4. Anemia por pérdida crónica de sangre con descompensación hemodinámica

Las transfusiones de glóbulos rojos no deben ser aplicadas simplemente por el valor de la hemoglobina o del hematocrito del paciente, pues el organismo desarrolla una serie de adaptaciones fisiológicas:

- Una pérdida menor de 15% del volumen sanguíneo total (hemorragia clase I) usualmente ejerce un efecto hemodinámico menor, que se caracteriza por vasoconstricción y taquicardia leve.

- Una pérdida de 15% a 30% del volumen sanguíneo total (hemorragia clase II) produce taquicardia y descenso en la presión del pulso.

- Pérdidas de 30-40% (hemorragia clase III) producen signos y síntomas severos de hipovolemia, como taquicardia, taquipnea, hipotensión sistólica y alteración del estado mental.

- Pérdidas mayores del 40% (hemorragia clase IV) ponen en riesgo la vida del paciente y llevan a shock severo con hipotensión y taquicardia, pulso muy débil, bajo gasto urinario y marcado compromiso sensorial.

Se cree que la provisión tisular de O2 es adecuada en la mayoría de los individuos con concentraciones de hemoglobina tan bajas como 7 gr/dL. En individuos sanos y normovolémicos se mantiene la oxigenación tisular y se tolera la anemia con valores de hematocrito tan bajos como 18-25%. Cuando la oxigenación tisular se hace deficiente, los tejidos y también el corazón, empiezan a producir ácido láctico a valores de hematocrito de 15-20% y la insuficiencia cardiaca se puede presentar cuando el hematocrito desciende a niveles de 10%.

En la hemorragia aguda la transfusión de glóbulos rojos debe administrarse tan rápido como sea necesario para corregir el déficit en el transporte de O2, evaluando las consecuencias metabólicas que pueden presentarse cuando la transfusión se hace de una manera rápida y masiva.

La infusión rápida, en un vaso sanguíneo cercano al corazón, de grandes volúmenes de sangre a 4° C con exceso de potasio extracelular, citrato y con bajo pH puede producir alteraciones considerables en el ritmo y en la contractilidad cardiaca. En la mayoría de los pacientes con anemia crónica se desarrolla una serie de mecanismos compensatorios, lo que hace que no haya urgencia en transfundir, a menos que se presenten síntomas de anemia severa cuando la concentración de hemoglobina llegue a niveles por debajo de 5,0 gr/dL.

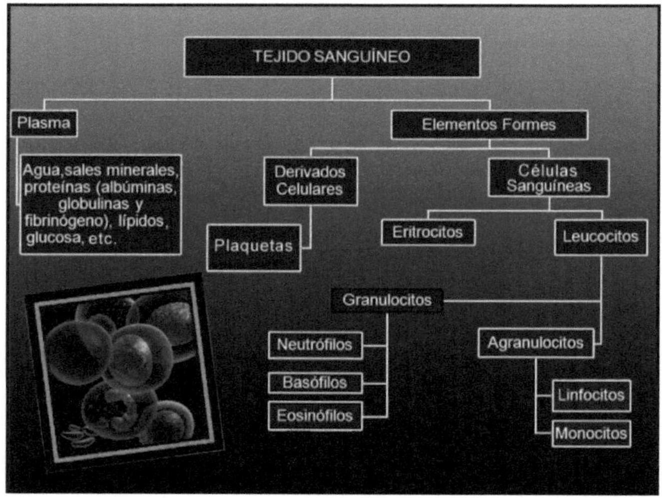

Imagen 5: Tejido sanguíneo

Los glóbulos rojos, (hematíes ó eritrocitos)

Tienen forma de disco bicóncavo, son muy pequeños con un diámetro de 7.2 micrones, carecen de núcleos y organelos por lo que son considerados estrictamente células. Existe alrededor de 5 millones de eritrocitos por milímetros cúbicos de sangre (5x 1012). Se producen en la médula ósea y cuando maduran ingresan al torrente sanguíneo, en donde sobreviven 120 días. Estas células son muy especializadas y se distribuyen en todo el organismo, predominan en la medula ósea, hígado, bazo. Su función principal es transportar oxígeno. (RIVAS), son las células sanguíneas más numerosas, cuyo característico color rojo se debe a una proteína que se halla en su interior llamada hemoglobina, responsable de ligar el oxígeno para transportarlo desde los pulmones a todos los tejidos del organismo para que las células respiren.

También se encargan de eliminar el dióxido de carbono que se produce por la actividad celular. Los glóbulos rojos se forman en la médula ósea, que se halla dentro de los huesos del esqueleto, desde donde son liberados al torrente sanguíneo. Su déficit (anemia) provoca una carencia de oxígeno en los órganos vitales de los enfermos. En este caso deben administrarse concentrados de hematíes.

Concentrado de glóbulos rojos (eritrocitos)

Los concentrados de glóbulos rojos (eritrocitos), es el componente sanguíneo más transfundido, pueden restaurar la capacidad de la sangre para transportar oxígeno. Este componente puede darse a una persona que está sangrando o que tiene anemia grave. Se separan los glóbulos rojos del componente líquido de la sangre (plasma) y de los otros componentes celulares. Este paso concentra los glóbulos rojos para que ocupen menos espacio, y de ahí el término «concentrados» o «empaquetados». A veces los glóbulos rojos se preparan de manera especial (lavado) para que puedan transfundirse a personas que han tenido reacciones graves al plasma. Los glóbulos rojos (eritrocitos) lavados están libres de casi todos los rastros de plasma, la mayoría de los glóbulos blancos y las plaquetas.

Suelen utilizarse filtros especiales para eliminar los glóbulos blancos y reducir así muchos tipos de efectos secundarios, como la fiebre, los escalofríos, la infección por citomegalovirus (CMV) y la formación de anticuerpos contra los antígenos leucocitarios humanos (human leukocyteantigens, HLA, por sus siglas en inglés). Los antígenos HLA son marcadores químicos localizados en la superficie de las células que son únicos para cada organismo, al cual proporcionan la capacidad de diferenciar lo propio de lo ajeno. Los glóbulos rojos pueden refrigerarse durante un máximo de 42 días. En circunstancias especiales, por ejemplo para preservar un tipo muy escaso de glóbulos rojos, pueden congelarse hasta 10 años.

En el mismo orden de ideas, los glóbulos rojos, se obtiene de la unidad de sangre entera a la cual se le extrae la mayor parte del plasma. Tiene un volumen aproximado de 200 a 250 ml, de plasma de una unidad de 450 mL de sangre total tras haber sido centrifugada. Un concentrado de hematíes es la cantidad de glóbulos rojos que se obtiene a partir de una donación de sangre una vez separado el resto de componentes sanguíneos. Los concentrados de hematíes en SAG-Manitol pueden conservarse hasta 42 días a temperaturas entre 1 a 6 grados centígrados, cuando no indique otra cosa la etiqueta del producto; en ese caso la caducidad será modificada de acuerdo con las nuevas especificaciones del producto y ésta constará en la etiqueta, el hematocrito final debe ser menor del 80%; es decir, debe oscilar entre 60 y 70% con aproximadamente unos 80 – 100 ml de su volumen.

En un adulto de 70 Kg de peso corporal, una unidad de concentrado de hematíes incrementa la hemoglobina aproximadamente en 1 gr/dL y los glóbulos rojos de 3 a 4 unidades porcentuales. Su transfusión normal es de 10ml / Kg de peso corporal. Las lesiones de almacenamiento en los glóbulos rojos llevan a una acumulación de contaminantes solubles que pueden poner en peligro al paciente. Fallas de órganos, coagulopatías y eventos cardiovasculares incluyendo paro cardíaco letal se ha informado, sobre todo con la transfusión masiva o en pacientes pediátricos. El lavado mejora la calidad de los glóbulos rojos almacenados y dispositivos de autotransfusión se han propuesto para el procesamiento intraoperatorio, pero estos dispositivos fueron diseñados para la sangre diluida y los datos son limitados sobre su rendimiento con los glóbulos rojos.

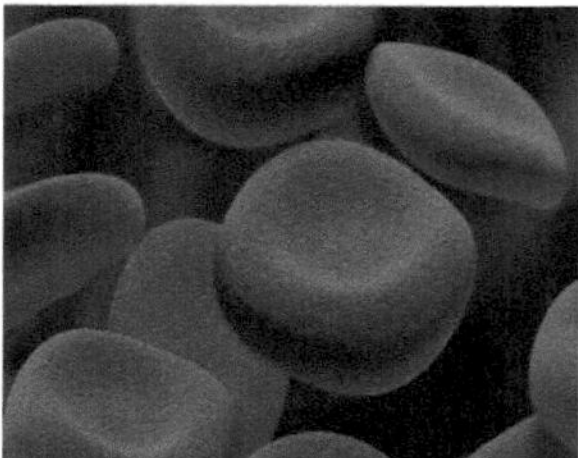

Imagen 6: Glóbulos rojos

Se obtienen por procedimientos físicos (centrifugación y retiro de Buffy coat, lavado, filtros especiales, entre otros) que permiten reducir la cantidad de leucocitos contaminantes a un nivel mínimo, en el que no se generan reacciones indeseables en el receptor. Debe ser usado dentro de las 24 horas de su preparación o de lo contrario se desecha.

Concentrado de hematíes congelados

Son hematíes que han sido congelados y almacenados a bajas temperaturas en presencia de un crioprotector que es eliminado por lavado antes de la transfusión. Se utiliza como método de autotransfusión de enfermos polisensibilizados y como conservación de fenotipos raros.

Concentrado de hematíes lavados

Son los hematíes que quedan después de lavar un concentrado de hematíes con suero fisiológico, eliminando la mayor cantidad posible de plasma. Se utiliza en pacientes con déficit de IgA, y en aquellos que presenten reacciones alérgicas graves a las proteínas plasmáticas.

Concentrado de hematíes pobre en leucocitos

Son los hematíes que quedan después de retirar el contenido de leucocitos. Puede realizarse después de la recolección en los Bancos de Sangre o con filtros de desleucocitación en el momento de la transfusión. Su uso estaría indicado en pacientes que presenten reacciones de escalofrío-hipertermia por anticuerpos antileucocitarios; en prevención de la aloinmunización por anticuerpos leucoplaquetarios; y como alternativa a productos citomegalovirus negativos. Actualmente todos los hemoderivados se desleucocitan en los bancos de sangre antes del almacenamiento.

Los glóbulos blancos o leucocitos

Son las células sanguíneas nucleadas. La cantidad normal de leucocitos por $mm3$ es de 4.500 a 11.000. Constituyen el 1% del volumen sanguíneo. Los leucocitos se dividen en: Granulocitos, Linfocitos, Monocitos. Welsch (2006), Una gran parte de ellos madura en la médula ósea (granulocitos, monocitos y linfocitos B) y el resto en el timo (linfocitos T). El número de leucocitos circulantes es muy inferior al de eritrocitos y su sobrevida es mucho más corta que los glóbulos rojos.

Se encargan de proteger al organismo contra el ataque de bacterias, virus, hongos y parásitos. Cuando hay una infección aumentan su número para mejorar las defensas. Unos se forman en la médula ósea y otros en el sistema linfático (bazo, ganglios, entre otros). Están constantemente atentos a cualquier signo de enfermedad. Cuando aparecen los gérmenes utilizan diferentes maneras para atacarlos; por ejemplo produciendo anticuerpos protectores que inutilizan a los gérmenes; ó rodeando y devorando a la bacteria invasora.

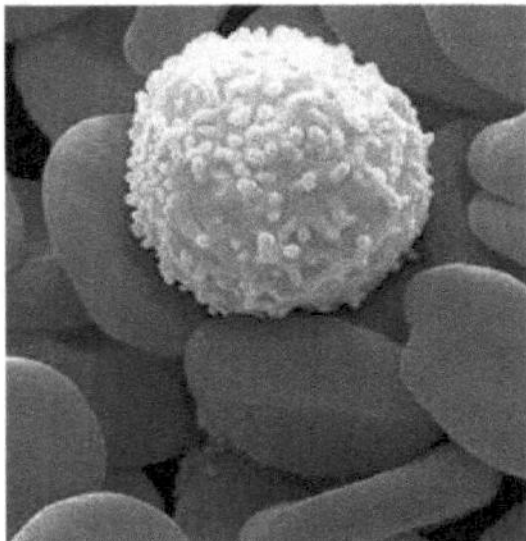

Imagen 7: Glóbulos Blancos

Concentrado de glóbulos blancos (leucocitos)

Los glóbulos blancos (leucocitos) se transfunden para tratar infecciones que pueden causar la muerte a personas que tienen un número reducido de estos glóbulos sanguíneos o cuyos glóbulos blancos funcionan anormalmente. El uso de transfusiones de glóbulos blancos (leucocitos) es poco frecuente, debido a que el uso de mejores antibióticos y de factores de crecimiento de citocinas que estimulan la producción de los glóbulos blancos propios ha reducido en gran medida la necesidad de realizarlas. Los glóbulos blancos (leucocitos) se obtienen por aféresis y pueden ser almacenados durante un máximo de 24 horas.

El plasma contiene anticuerpos (inmunoglobulinas) y factores de coagulación, que en algunas ocasiones se separan del plasma. No todos los componentes se producen a partir de una determinada unidad de sangre donada. Por ejemplo, las inmunoglobulinas y los factores de coagulación pueden prepararse a partir de plasma agrupado de muchos donantes.

Los glóbulos blancos (leucocitos) y las plaquetas (trombocitos) se obtienen mediante aféresis. Dependiendo de la situación, las personas pueden recibir solo glóbulos rojos (eritrocitos), plaquetas, plasma o crio precipitado. Transfundir solo determinados componentes sanguíneos seleccionados permite que el tratamiento sea específico, con lo que se reducen los riesgos de efectos secundarios, y pueden usarse los distintos componentes de una sola unidad de sangre para tratar de manera eficaz a varias personas.

A veces los productos sanguíneos se someten a radiación para reducir el riesgo de que los glóbulos blancos (leucocitos) de la sangre transfundida ataquen al receptor (enfermedad del injerto contra el huésped). Algunos productos sanguíneos pueden tratarse con una sustancia química que reduce el riesgo de transmisión de microorganismos causantes de infecciones. En este procedimiento, denominado tecnología de reducción de patógenos, ciertos productos sanguíneos se tratan con una sustancia química que reduce el riesgo de transmisión de casi todos los microorganismos.

Las plaquetas o trombocitos

Son las células sanguíneas más pequeñas. Intervienen en la coagulación de la sangre impidiendo las pequeñas hemorragias que se producen habitualmente en las arterias, venas y capilares; además de producir diversas sustancias que ayudan a la cicatrización de las heridas. Se producen en la médula ósea y viven entre 6 y 7 días. Su déficit (trombopenia), que es frecuente en enfermedades como la leucemia, o tras algunos tratamientos del cáncer, provoca la aparición de hemorragias graves. El tratamiento prioritario en estos casos es la transfusión de concentrados de plaquetas.

Los concentrados de plaquetas se obtienen mediante el fraccionamiento de una unidad de sangre completa durante las primeras 8 horas posteriores a la donación. Por medio de centrifugación se produce un plasma rico en plaquetas al que se le extrae el concentrado de plaquetas, con un volumen de 35-50 ml. También puede obtenerse hasta diez veces más plaquetas por medio de máquinas de aféresis. Cada unidad simple de plaquetas contiene 5,5 x 1010 plaquetas y si es por aféresis 3 x 1011 plaquetas.

Propósito:

En los casos en que se presenta evidencia clínica de sangrado por disfunsión plaquetaria o de pacientes con niveles de plaquetas inferiores a los valores de referencia para el paciente, se debe suministrar concentrados de plaquetas. También cuando la patología y su esquema de tratamiento contenga la posibilidad de trombocitopenia o en el caso de cuadros sépticos severos, los casos de cirugía extracorpórea, donde la bomba de perfusión puede llegar a retener o dañar temporalmente la función plaquetaria y ciertos casos de diálisis o de homofiltración

Recomendaciones para su uso:

La decisión de transfundir plaquetas depende de la evaluación médica de la condición clínica del paciente. Generalmente, los datos importantes son si hay o no sangrado activo por trombocitopenia y disfunción de la actividad de las plaquetas. Como práctica común, los cirujanos solicitan profilácticamente plaquetas para quien sufre de hemorragias que amenacen sus vidas, en el manejo de patologías complejas o en hemodilución por sangrado masivo. Los médicos con frecuencia transfunden plaquetas a quien tiene alguna de las siguientes condiciones:

- Conteo plaquetario menor a 5.000-20.000/mm3 y fallo medular.

- Conteo plaquetario menor a 50.000/mm3 y sangrado activo o procedimiento invasivo en un paciente con fallo medular.

- Conteo plaquetario menor a 50.000/mm3 asociado a proceso infeccioso severo.

- Conteo plaquetario menor a 100.000/mm3 con sangrado activo más coagulación intravascular diseminada o anormalidades de la coagulación.

- Sangrado asociado con un defecto cuantitativo plaquetario independientemente del conteo de plaquetas.

- Cirugía extracorpórea con sangrado excesivo inexplicado.

Contraindicaciones:

Las transfusiones de plaquetas, en términos generales, se contraindican en las siguientes situaciones en que el problema primario no es trombocítico. El criterio del médico puede justificar otras razones clínicas por las que se debe transfundir al paciente:

- Síndrome urémico hemolítico

- Púrpura trombocitopénica trombótica

- Púrpura trombocitopénica inmunológica

- Trombocitopenia inducida por drogas.

- Coagulación intravascular diseminada no tratada.

- En casos de sepsis o hiperesplenismo.

Dosificación

Cada unidad de plaquetas, que se obtenga de una donación simple contiene 5,5x1010 y de 3x1011 en procedimientos de aféresis.

Cada unidad (bolsa) de concentrado de plaquetas aumenta el cómputo en 5.000-6.000/mm3 para una superficie corporal de 1,8 metros cuadrados. Según este cálculo, si se desea aumentar el conteo de plaquetas de 5.000 a 30.000/mm3 se requerirán 5 unidades de concentrados (o sea 30.000-

5.000=5). Una forma rápida de calcular la dosis de plaquetas a administrar es la de 1 unidad/10kg de peso. Una unidad de concentrado de plaquetas por cada 10 kg de peso deberá aumentar el conteo plaquetario en 5.000-10.000 plaquetas, en ausencia de sepsis, CID, esplenomegalia o trombocitopenia inmune. Por aféresis se incrementa entre 30.000 y 60.000 plaquetas/mm3.

Concentrado de plaquetas

Es aquel preparado que contiene las plaquetas obtenidas por separación de una unidad de sangre total (plaquetas random) o de un solo donante por citaféresis. Los concentrados de plaquetas se preparan a partir de unidades de sangre entera no refrigeradas a menos de 20°C. En las 8 horas siguientes a la flebotomía se separa el plasma rico en plaquetas y dentro de las 24 horas posteriores a la recolección se concentran las plaquetas por centrifugación adicional y remoción del sobrenadante.

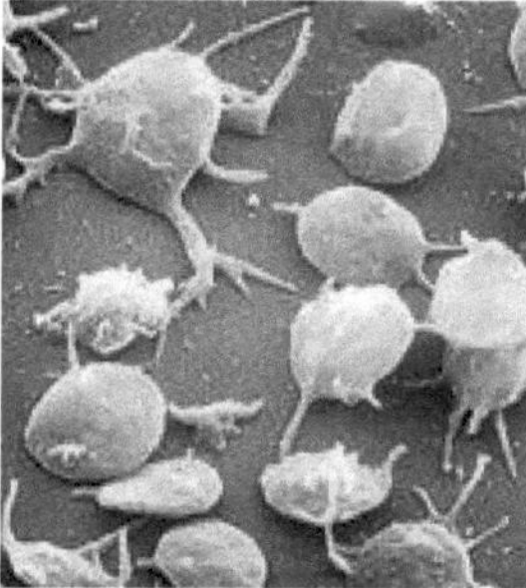

Imagen 8: Plaquetas

Forman parte del complejo sistema hemostásico. Consisten en fragmentos citoplasmáticos anucleados, ovales o discoides, de 1- 3 µm de diámetro con una estructura organizada, que se forman por estrangulación a partir de prolongaciones celulares de los megacariocitos de la médula ósea. Un tercio de los trombocitos se almacena ("secuestra") en el bazo, mientras que los dos tercios restantes circulan en la sangre, donde su vida media alcanza los 7 a 10 días. Welsch (2006).

Plasma

Solución acuosa coloidal de composición compleja donde se encuentran en suspensión los elementos formes de la sangre. Constituye el 55% del volumen sanguíneo. Está compuesto por un 90% de agua, además de numerosas sustancias inorgánicas y orgánicas. Es la porción líquida de la sangre que transporta las células y otros componentes al organismo son agua y proteínas, interviene en múltiples procesos metabólicos básicos para el organismo como la coagulación de la sangre, la inmunidad y el transporte de varias sustancias y medicamentos. Pudiendo emplearse para el tratamiento de pacientes con carencia de factores de la coagulación y que sufren hemorragias graves, como es el caso de personas que sufren enfermedades del hígado.

A pesar de su amplia utilización, el plasma es probablemente el componente sanguíneo con menos indicaciones establecidas. Salvo en casos puntuales, es preferible el uso de sus derivados, que se han conseguido en forma purificada, concentrada, con posibilidades de dosificación precisa e inactivada para virus potencialmente contaminantes. Así, del plasma puede obtenerse albúmina e inmunoglobulinas. Entre las sustancias más importantes que transporta el plasma se encuentran las siguientes:

- **La Albúmina:** Es una proteína que ayuda a mantener el agua del plasma en una proporción equilibrada, empleándose en enfermos con retención de líquidos debido a fallo del hígado o del riñón y en personas que han sufrido una pérdida importante de proteínas a consecuencia de graves quemaduras.

- **Las inmunoglobulinas:** se usan en el tratamiento de las infecciones causadas por bacterias en niños que padecen una carencia congénita de estas proteínas.

- **Las Globulinas:** Son los anticuerpos encargados de la defensa de nuestro organismo frente a las infecciones. Su disminución acarreará una bajada de defensas.

Factores de Coagulación

Son imprescindibles para evitar las hemorragias. La ausencia de algún factor de coagulación puede ocasionar trastornos hemorrágicos ya que se dificulta la formación del coágulo. Otras proteínas transportan sustancias necesarias para el normal funcionamiento de las células (grasas, azúcares, minerales, entre otras). El plasma se utiliza para elaborar concentrados específicos de proteínas, que constituyen el tratamiento de varias enfermedades como la hemofilia y otros defectos de la coagulación, inmunodeficiencias con riesgo de padecer múltiples infecciones graves, la trombosis y otras.

Plasma fresco congelado (PFC)

El plasma fresco congelado (PFC) restaura la función hemostática en caso de déficit de algún ó algunos factores de la coagulación, sus indicaciones son semejantes para pacientes adultos y neonatos. Es plasma con anticoagulante-conservante, almacenado a -18°C (ideal a -30 °C) si es obtenido dentro de las 6 horas posteriores a la recolección; y se obtiene de sangre entera con CPDA-1. El plasma, es el componente líquido de la sangre, que contiene muchas proteínas, incluyendo los factores de coagulación. Los factores de coagulación son proteínas que actúan de manera conjunta con las plaquetas para ayudar a la coagulación de la sangre. Si no existieran, no cesaría el sangrado después de producirse una lesión. Suele congelarse inmediatamente después de separarlo de la sangre fresca (plasma fresco congelado).

Tiene un volumen de 200 a 250 cc. Así mismo el plasma congelado al cabo de como máximo 24 horas de ser colectado puede almacenarse hasta durante 1 año. Conservado a baja temperatura (-30°C). El plasma de una unidad de sangre entera puede separarse en cualquier momento, hasta 5 días después de la fecha de vencimiento. Si se congela y conserva a 18°C o menos, se lo denomina plasma refrigerado y puede utilizarse hasta 5 años después de la fecha de recolección. Si no se congela, se lo designa plasma líquido, que se almacena a -6°C y se transfunde hasta 5 días después del vencimiento de la sangre entera a partir de la cual se obtuvo.

Se utiliza en caso de trastornos hemorrágicos en los que el factor de coagulación deficiente es desconocido, o cuando el factor de coagulación específico no está disponible. También se usa cuando la causa de la hemorragia es la producción insuficiente de todos o muchos de los diferentes factores de coagulación, como resultado de trastornos como una insuficiencia hepática. Es el que se fracciona durante las primeras 6 horas posteriores a la donación y es congelado a -20°C inmediatamente; conserva los factores de coagulación con una actividad de 80% hasta por un año, en congelación. Cada unidad de plasma fresco congelado aumenta el nivel de cualquier factor de la coagulación en 2-3% en el paciente adulto promedio.

La indicación para la transfusión de plasma fresco congelado, es una deficiencia de factor de coagulación detectado (V, VIII, o XI), que no puede ser tratado por el factor de coagulación específico de concentrados o si estos productos no están disponibles. El plasma fresco congelado debe ser transfundido en una dosis de 15-30 ml por kg de peso corporal en estos casos. Existen muy pocas indicaciones clínicas adicionales, pero la administración de plasma sin crioprecipitado en la purpura trombótica trombocitopénica es controvertida.

Crioprecipitados

Es un concentrado de proteínas de alto peso molecular obtenido del plasma fresco congelado, es decir es la porción crio-insoluble del plasma que precipita por un proceso de descongelación y resuspensión. El crioprecipitado separado se congela dentro de la hora siguiente a la preparación y se almacena a una temperatura igual o menor a -18°C hasta un año después de la fecha de recolección. En el empaque también debe configurar el volumen de solución salina que podría agregarse para facilitar la mezcla.

Cuando el plasma fresco congelado se descongela por primera vez, ciertos factores de coagulación (principalmente el fibrinógeno, el factor VIII, el factor XIII y el factor de von Willebrand) forman grumos sólidos en el fondo del plasma líquido. Los grupos que se forman de esta manera se denominan "precipitados". "Crío" significa frío, de ahí el nombre "crioprecipitado". El crioprecipitado se administra con mayor frecuencia a personas que tienen un sangrado grave y una cantidad excesivamente limitada de fibrinógeno, un factor de coagulación importante (por ejemplo, aquellas con coagulación intravascular diseminada o desprendimiento de placenta).

Las proteínas de la coagulación individuales también pueden purificarse a partir de mezclas de plasma, o fabricarse utilizando técnicas de recombinación genética. Los concentrados de factores de coagulación individuales pueden administrarse a las personas que padecen una enfermedad hereditaria de la sangre, como la hemofilia o el síndrome de von Willebrand, y para revertir los efectos de fármacos que inhiben la coagulación de la sangre (los anticoagulantes como la warfarina).

El factor anti hemofílico, se prepara a partir del plasma fresco congelado. Los factores lábiles y el fibrinógeno son las partes principales, pero también hay restos de los otros factores. En la preparación se congela una unidad de plasma fresco, se deja descongelar lentamente entre 1 y 6°C (durante 12 a 18 horas); se obtiene un crio precipitado blanco que se sedimenta en el fondo de la bolsa. Este producto se separa y congela a-70°C, conservando su actividad por un año. Para su uso se debe descongelar a 37°C, obteniéndose una solución blanquecina, lista para ser transfundida.

Cada bolsa de crio precipitado contiene aproximadamente:

- 80-100 unidades de factor VIII.

- 250 mg de fibrinógeno

- 30% de factor XIII

- 40-70% del factor Von Willebrand (50-80 unidades).

Propósito:

Suministrar crio precipitado anti hemofílico que contiene factor lábil (VIII), factor XIII, fibrinógeno y el factor de Von Willebrand.

Recomendaciones para su uso:

Se solicita el crio precipitado en:

- Sangrado o procedimiento invasivo en hemofilia A, en enfermedad de Von Willebrand.

- Sangrado o procedimiento invasivo en hipofribrinogenemia o desfibrinogenemia.

- Terapia de reemplazo en coagulación intravascular diseminada.

- Terapia de reemplazo en deficencia de factor XIII.

Contraindicaciones:

El banco de sangre recomienda no utilizar este componente a no ser que los análisis de laboratorio indiquen una alteración que justifique su empleo. Recuerde que el riesgo de transmisión de enfermedades infecciosas está presente, así como la posibilidad de problemas alérgicos, entre otros.

Efectos colaterales y riesgos

Como se mencionó en la sangre total; este componente puede provocar reacciones alérgicas, transmisión de enfermedades infecciosas y hasta contaminación bacteriana. Si se transfunde masivamente puede provocarse una hiperfrinogemenia.

Dosificación

La dosificación de crioprecipitados en los pacientes con hemofilia A se hará en base a los requerimientos médicos de unidades de factor VIII, de acuerdo con el tipo de sangrado que presenten (5):

- Para el tratamiento de sangrados en hemofílicos, aplican una infusión rápida (10 ml de crio/minuto), hasta el nivel esperado. Este paso es continuado con una dosis de mantenimiento cada 8-12 horas. Para lograr hemostasis post cirugía, se debe mantener el tratamiento por 10 días.

- Sangrados leves: 20 U/kg/día por 3 días.

- Sangrados moderados: 30 U/kg/12 horas por 3-5 días.

- Sangrados severos: 50-80 U/kg/8 horas por 8-10 días.

Los crioprecipitados como fuente de fibrinógeno son de gran utilidad porque concentran en un pequeño volumen toda la dosis terapéutica del fibrinógeno de una unidad de sangre. Se acostumbra enviar una bolsa /4 kg de peso del paciente, cada 12 horas.

Mantenimiento de los crioprecipitados

Una vez descongelados se deben mantener a temperatura ambiente. Transferir durante un tiempo máximo de 4 horas después de descongelado, de lo contrario se deberán descartar. Pueden utilizarse pequeñas cantidades de suero fisiológico para diluir el contenido de las bolsitas.

Fibrinógeno

Descripción

En general 10 U (bolsas) de crioprecipitados incrementarán el nivel del fibrinógeno entre 80 y 100 mg/dL, en un adulto de talla promedio. En el caso del paciente urémico la dosis ha sido estandarizada empíricamente en 10 U, independientemente del peso del sujeto o el estado de la uremia. Para niños se recomienda una dosis de 1U (bolsa) /10 kg de peso, con una frecuencia de aplicación de 2 veces por semana ya que la vida media del factor es de 90 horas, como en el caso de disfibrinogenemia, sin embargo se deberá valorar la frecuencia de administración para cada caso en particular en caso de existir consumo como en la CID.

El contenido de fibrinógeno en los crioprecipitados ha sido usado durante cirugía como una preparación hemostática tópica. Una o dos unidades de crioprecipitados son descongeladas y depositadas en una jeringa. En otra se coloca trombina (generalmente bovina) y cloruro de calcio. Luego el contenido de las dos jeringas son simultáneamente aplicadas a la superficie sangrante. El fibrinógeno en el crioprecipitado (algunas veces autólogo) es convertido en fibrina por la acción de la trombina.

Recambio plasmático terapéutico

Es un procedimiento terapéutico en el cual la sangre del paciente se pasa a través de un dispositivo médico que separa el plasma de otros componentes de la sangre, el plasma se retira y es reemplazado con una solución de recambio tal como una solución coloide (por ejemplo la Albúmina o plasma) o una combinación de una solución cristaloide/coloide.

Se fundamenta principalmente en que:

- La sustancia a remover sea lo suficientemente grande (> 5000 Da) para que otras técnicas depuradoras sean ineficaces.

- La sustancia a remover tenga una vida media lo suficientemente prolongada para que después de su extracción tarde más tiempo er regenerarse.

- La sustancia a remover sea agudamente tóxica, resistente al tratamiento   convencional y clínicamente este indicada su rápida renovación.

CAPÍTULO VI

HEMOCOMPONENTES

Productos preparados por el Banco de Sangre a partir de la unidad de sangre entera por medio de métodos de separación física: Sangre desplasmatizada, Plasma Fresco, Concentrado Plaquetario, Crioprecipitado y Plasma Conservado.

Hemoderivados

Son los productos obtenidos por el laboratorio de fraccionamiento del plasma, por métodos físico-químicos, consistentes en preparados purificados, concentrados y formulados de las principales proteínas plasmáticas. La sangre completa todavía se utiliza en transfusiones, particularmente en lugares en que los servicios de sangre tienen equipo y recursos muy limitados. En la actualidad el médico que prescribe hemoderivados puede elegir entre una gran variedad de componentes sanguíneos, por lo tanto es importante que utilice el producto más adecuado a las necesidades del paciente. La obtención de múltiples derivados a partir de una sola donación es beneficiosa por los siguientes motivos:

a. El fraccionamiento de los diversos componentes sanguíneos contenidos en una unidad de sangre total favorece la mejor supervivencia de cada uno de ellos, pues permite almacenarlos a la temperatura y condiciones requeridas para mantenerlos en su nivel óptimo de funcionalidad.

b. El fraccionamiento de los diversos hemoderivados favorece una práctica transfusional más específica y acorde con las necesidades del receptor.

c. La transfusión de hemoderivados específicos racionaliza los stocks de los centros.

d. La terapia de componentes disminuye el riesgo de efectos adversos de la transfusión y asegura que se consiga el máximo rendimiento de cada donación de sangre.

Transporte del Hemoderivado

En cuanto al manejo de la sangre, es necesario destacar que, al retirar la unidad del Banco de Sangre debe llevarse la historia del paciente para rectificar el número de ésta, nombres y apellidos del receptor, Unidad Clínica, sala y número de cama de la unidad clínica donde está hospitalizado, con los datos que van en la tarjeta de identificación de cada unidad a transfundir. Indica Romero y otros (2003, p. 141) "Ambos deben ser idénticos entre sí y con las hojas de solicitud, y ante cualquier discrepancia, no debe retirarse la sangre en tanto no se aclare totalmente la situación".

En este particular, Linares (1986) establece que:

> Durante el transporte, la temperatura de la sangre debe mantenerse dentro de 1°C
> a 10 °C. Para el transporte se pueden usar envases de cartón duro, cajas de

anime o envases plásticos, los cuales conservan bien estas temperaturas, si se
incluye un material refrigerante. (p. 323)

El refrigerante más usado es el hielo contenido en envolturas a prueba de agua, tales como bolsas plásticas. El hielo seco u otros materiales refrigerantes supercongelados no son aceptables, porque pueden producir hemólisis de los glóbulos rojos en aquellas unidades que estén en contacto directo con el producto. Se recomienda que el hielo se coloque en la parte superior. Durante largos viajes, el hielo y la sangre deben estar en contacto directo y no se deben colocar láminas de cartón entre las bolsas de sangre porque son aislantes y elevan la temperatura. En climas muy calientes y en envíos a largas distancias, es necesario colocar hielo tanto en el fondo como en la parte superior del recipiente, siendo preferible usar hielo en cubos que el picado o muy fragmentado; la cantidad de hielo debe ser igual al volumen de sangre.

Para asegurarse que la temperatura dentro del recipiente es la adecuada, es necesario incluir un indicador de temperatura, el cual se debe colocar entre dos bolsas de sangre que hagan contacto por la cara que no tiene etiqueta y fijar ambas unidades en forma de sándwich con dos bandas de goma. Después de unos minutos se deben sacar las unidades y observar el termómetro. Si la temperatura excede de los 10 °C debe agregarse más hielo. Cuando la sangre es donada en una unidad móvil debe enviarse al banco de sangre refrigerada en la forma descrita, con excepción de los productos que van a ser destinadas a la separación de plaquetas, las cuales no se deben refrigerar. Tales unidades de sangre deben ser transportadas al Banco de Sangre tan rápido como sea posible, tomando en cuenta que el tiempo entre la donación y la separación no debe exceder las seis (06) horas.

El envío de sangre a otra unidad clínica debe ser controlado, de tal modo que si la sangre no se usa de inmediato, se puede recuperar dentro de un tiempo no mayor de 30 minutos, ya que éste es el tiempo que tarda una unidad de sangre conservada entre 1 °C a 6 °C, en calentarse hasta alcanzar 10 °C o más. Pequeños envases de plástico o de anime conservan adecuadamente la temperatura por más tiempo y si se agregan unos cubos de hielo puede ser conservada adecuadamente en el área quirúrgica, controlando la temperatura para que ésta no suba en ningún momento más allá de los 10 °C.

Administración del Hemoderivado

En cuanto a los procedimientos que debe seguir el profesional de enfermería para la administración del hemoderivado, como parte de las precauciones previas a ésta, debe saludarlo, rectificar nombre y apellido del receptor, preguntándoselo a él, o revisando el brazalete de identificación, que debe tener con estos datos, incluyendo el número de historia. También es necesario explicarle el procedimiento al paciente, darle comodidad y confort y controlar los signos vitales: temperatura y pulso de tensión arterial, ya que en caso de alteración de los mismos, el médico tratante debe tomar la decisión de administrarla en estas condiciones, o esperar que se normalicen.

A lo que Brunner (1998, p. 144) señala que "se debe confirmar la identidad del paciente que va a recibirla: llamar al paciente por su nombre completo". Es decir, que se debe verificar nombre correcto del paciente para evitar administrar hemoderivado equivocado, lo cual puede causar una reacción mortal. Así lo aconseja Mora (1998), "Es útil recordar que las transfusiones no se pueden administrar a un paciente que carezca de identificación. Cuando se desconoce la identificación se puede usar un número de identificación de emergencia o una cinta temporaria" (p. 322)

Con respeto a lo antes citado, se deduce que el personal de enfermería de atención directa debe confirmar el nombre correcto del paciente y que éste coincida con la historia clínica y el rótulo adherido a la bolsa del hemoderivado; así mismo debe estar pendiente de obtener el consentimiento informado, este es un principio ético, relacionado con la comunicación y la información del paciente sobre el procedimiento de la transfusión sanguínea y su autorización para recibirla. En relación a la comunicación al receptor y los familiares, O'Brien (1983) refiere que:

> Cada enfermera (o) necesita reconocer que la comunicación es esencial en su vida y en su trabajo (...) y como enfermera (o) puede y debe examinar su capacidad para comunicarse, estar dispuesta a valorarse y valorar su habilidad para establecer y mantener relaciones con los demás. (p. 27)

En virtud de todo lo expuesto, el profesional de enfermería en el cumplimiento de las funciones inherentes al desempeño de la labor que cumple en el campo de la salud, debe relacionarse con el enfermo y sus familiares, a quienes le han de informar por qué se le administra el hemoderivado y cuáles son los beneficios, pudiéndose destacar que es responsabilidad de la enfermera preparar psicológicamente al receptor antes de administrar sangre o los hemoderivados.

En cualquier procedimiento médico, la comunicación es fundamental para tomar decisiones que involucren la vida del paciente, la información que se le proporcione al paciente y los familiares ayudará a disminuir la ansiedad de los mismos, explicándole mediante un lenguaje sencillo la naturaleza del propósito de la transfusión sobre los beneficios, riesgos y terapias alternativas. En este particular Mora (1998) indica:

> El paciente debe tener la oportunidad de formular preguntas y su consentimiento informado debe estar documentado (...) si un paciente no se encuentra en condiciones de consentir lo puede hacer un familiar responsable. Si no se cuenta con un familiar responsable o si una emergencia no da tiempo para el consentimiento es prudente aclararlo en la historia clínica. (p. 431)

Al llegar a la unidad clínica, la sangre debe ser administrada inmediatamente, manejarse con sumo cuidado, mezclarse suavemente, nunca en forma brusca, porque puede hemolizarse. Igualmente, no se debe añadir ninguna sustancia a la unidad de sangre, de modo que, de ser necesario inyectar al paciente algún medicamento, debe hacerse en la sección de goma que traen los equipos de transfusión destinados a este fin, aunque es preferible usar otra vena, todo esto para evitar reacciones cruzadas.

Tampoco debe cambiarse la temperatura de la bolsa por medios físicos como: introducirla en agua caliente o aplicarle compresas calientes, ya que esto puede producir destrucción del glóbulo rojo, el calentamiento de la sangre es permitido solamente en equipos especialmente diseñados a tal fin, que poseen mecanismos de seguridad para prevenir el sobrecalentamiento una vez que está en funcionamiento.

En el período transfusional el profesional de enfermería, ejecuta actividades dirigidas al cuidado del paciente durante la terapia transfusional, él debe cumplir procedimientos relacionados con la identificación del receptor y de la unidad del donante. Para comenzar la transfusión, se utiliza el equipo con filtro que facilita el banco de Sangre, una vez cerrada la llave de paso, se inserta el extremo correspondiente de éste en la bolsa, con cuidado de no perforarla, aunque esto ocurriera, no debe sellarse con adhesivo u otra cosa; pues pueden existir graves riesgos de contaminación. Por el contrario, se regresa la unidad al banco de Sangre, donde decidirán la conducta a seguir.

A continuación se llena la base del vocaliter (2 cc mínimo) para que no arrastre aire y pueda verse el goteo; se purga el tubo conector, que debe quedar lleno de sangre, sin aire, en todo su trayecto. Igualmente, se debe mantener al paciente en un ambiente cálido y bien cubierto para evitar los escalofríos, anotando previamente la hora del comienzo de la transfusión, luego abrir gradualmente la llave de paso, ya que en los primeros 20 minutos, el goteo debe ser de 15 a 29 gotas por minuto, porque permite comprobar que el paciente tolera la sangre, después se pone 40 o 60 gotas por minuto, de modo que una unidad de sangre debe pasar en 1 ½ a 2 horas, ya que si se excede de este tiempo ya no conserva la temperatura adecuada para su administración.

La velocidad y tiempo de infusión deseable depende del volúmen sanguíneo del paciente, de su estado hemodinámico. A lo que Miroli (1985, p. 246) indica: "La velocidad está en relación con las indicaciones médicas, y el estado del paciente, de no mediar una emergencia, la sangre se infunde lentamente nunca a chorro siempre gota". Siendo esto muy importante, debido a que de esta manera el profesional de enfermería puede detectar la aparición de signos y síntomas adversos a la transfusión sanguínea pudiendo actuar de inmediato antes de que ocurra un daño irreversible.

En tal sentido, es obligación del médico tratante estar presente durante estos primeros minutos y en un lugar fácilmente localizable, mientras dura la transfusión; la enfermera debe controlar los signos vitales, constantemente al paciente y ante cualquier anormalidad, avisar al médico quién evaluará la situación del mismo. Por último, debe anotar la hora en que finalizó o se suspendió la transfusión y la cantidad transfundida. El profesional de enfermería debe permanecer vigilante durante toda la transfusión, observar periódicamente el sitio de venopunción y determinar su estado. Señalan Cortes y Echeverri (2001, p. 104), que durante la transfusión:

> Se observa al paciente durante una hora, luego retornar el equipo de transfusión, aplicar una banda estéril sobre el sitio de la venopunción, verificar los signos vitales, recoger una muestra de orina y anotar las características físicas. El paciente debe permanecer bajo la observación al menos una hora por transfusión. Desechar apropiadamente los elementos usados de acuerdo con las políticas de bioseguridad establecidas por la institución.

Para controlar la eficacia de la transfusión y satisfacer las necesidades surgidas, a todo paciente sometido a terapia transfusional debe mantenérsele una vigilancia constante. Ya que durante la administración de la sangre pueden presentarse reacciones adversas inmediatamente que se han transfundido los primeros mililitros de sangre y más a menudo antes que hallá pasado la unidad de sangre, entre los síntomas que se pueden manifestar son: Malestar general, escalofríos, disnea, hipotensión, fiebre, dolor lumbar, hemoglobinuria, etc. Y pueden producir fracaso renal, agravamiento de la anemia, coagulopatía de consumo y shock. En estos casos la conducta a seguir por la enfermera (o) es detener la transfusión, manteniendo la venoclisis, avisar al médico tratante y tranquilizar al paciente.

Proceso de obtención de hemocomponentes

El técnico es quien realiza la toma de muestras para la realización de estudios serológicos e inmunohematológicos.

• Debe estar preparado y capacitado para la obtención y producción de los distintos componentes de la sangre (glóbulos rojos desplasmatizados, plasma para la planta de Hemoderivados, PFC para requerimiento Transfusional, plaquetas de banco o aféresis y crioprecipitado) por lo que debe presentar pericia en el manejo de equipos inherentes a este área de trabajo tales como centrifugas refrigeradas, máquinas de aféresis o equipos automatizados.

• Tipifica antígenos eritrocitarios, plaquetarios y leucocitarios (grupos sanguíneos, Rho, fenotipo, sistema HLA, entre otros.) Debe ser capaz de resolver discrepancias asociadas a tal efecto.

• Detecta e identifica anticuerpos irregulares, interpretar los resultados e informar los hallazgos.

• Realiza el control de calidad de reactivos, equipamiento e instrumental, de los productos elaborados y participar del equipo que realiza la evaluación y validación de las nuevas tecnologías potencialmente implementables.

• Participar en la realización del tamizaje de ITT siguiendo los procedimientos operativos estándares escritos para su efectividad y bajo supervisión del bioquímico responsable del área. Junto con quien se determine como responsable hace el desbloqueo de los componentes para transfusión y el descarte de las unidades inhabilitadas para su uso.

• Realiza controles de calidad de reactivos, técnicas y componentes obtenidos para asegurar una óptima calidad del procedimiento realizado.

• Registra todo lo realizado en las planillas, formularios y libros destinados a tal fin.

Hemocomponentes especiales

Los hemocomponentes especiales se relacionan con componentes expuestos a radiaciones gamma a una dosis de 25 G y enfocados al plano medio o central del campo irradiado y de 1500 G y en los demás sectores. Este tratamiento anula la capacidad de replicación de los linfocitos, sin afectar la función de los glóbulos rojos, plaquetas y granulocitos. Los componentes celulares se irradian para reducir el riesgo de Enfermedad Injerto contra Huésped, toda indicación de irradiación de componente celular debe ser evaluada por el Médico Hemoterapeuta o Hematólogo o el responsable del Servicio de Transfusión o Banco de Sangre.

Se recomienda irradiar los hemocomponentes celulares en las siguientes circunstancias:

1. Transfusiones intrauterinas.

2. Paciente con riesgo de enfermedad injerto contra huésped.

3. Transfusión entre pacientes relacionados.

4. Transfusión de productos HLA seleccionados.

5. Hemocomponentes destinados a pacientes que serán sometidos a trasplantes

    hematopoyéticos alogénicos inminentes.

6. Neonatos que reciban transfusiones intrauterinas y recién nacidos en los que se

    efectúa exanguinotransfusión u oxigenación extracorpórea.

7. Pacientes con enfermedad de Hodgkin.

Hemocomponentes leucodepletados

Los concentrados de glóbulos rojos desleucocitados se pueden obtener a través del empleo de filtros especiales que eliminan el 99,99% de los leucocitos por lo que el recuento residual de leucocitos deben ser < a 1 x 106. En los concentrados plaquetarios <a 1 x 106. Su preparación es costosa, por eso deben existir indicaciones específicas para su uso.

Estos componentes están indicados en pacientes que hayan tenido episodios repetidos o graves de reacciones transfusionales, alergias y/o febriles para su prevención o disminución, como prevención de aloinmunización en pacientes que deberán recibir soporte hemoterapéutico a largo plazo, tales como los portadores de anemias congénitas, anemia aplástica, renales crónicos, entre otros; prevenir la transmisión de citomegalovirus por componentes celulares.

Leucorreducción de componentes

La leucorreducción es la disminución de los leucocitos, en los componentes celulares de la sangre, a valores menores a 5 x 106 por unidad de GR o por una dosis terapéutica de plaquetas para un adulto (Revista argentina transfusion, 2007), la leucorreducción tiene como objetivo disminuir los concentrados de células presentadoras de antígenos minimizando reacciones transfusionales secundaria e interacción antígeno anticuerpo a la vez disminuir la incidencia de citomegalovirus entre otros patógenos intraleucocitarios.

Leucorreducción, leucofiltración o desleucotización son sinónimos para describir esta tecnología (Dr. Jorge Decaro, 2010). Está indicada realizarla en un período corto posterior a la extracción, debido a que los leucocitos son eliminados antes que liberen citoquinas fragmentos de membrana celular y probablemente virus intracelulares que no se puede remover por el filtrado. Las citoquinas han sido implicadas en la patogénesis de las reacciones febriles no hemolíticas (RFNH), particularmente luego de las transfusiones de plaquetas, debido a la presencia de anticuerpo anti plaquetario que actúan contra antígenos de las plaquetas y existe evidencia experimental de que los fragmentos de leucocitos juegan un rol en la aloinmunización primaria HLA (Revista argentina transfusión, 2007)

La vida media y el almacenamiento de una unidad filtrada o leucorreducido de sangre o hemocomponentes son idénticos a los de una unidad no filtrada, esto va en dependencia del anticoagulante que se utilice. El procedimiento se efectúa en circuito cerrado o mediante filtro colocado con un dispositivo de conexión estéril. Existen dos tipo de leucorreducción entre ella la leucorreducción Selectiva (LRS) donde se leucorreduce el componente seleccionado en indicaciones específicas según la patología del paciente que lo amerita y la leucorreducción Universal (LRU) se realiza previa al almacenamiento del componente.

Preparación del producto sanguíneo

Incluye la separación de la sangre en sus componentes plasmáticos y celulares, la producción de hemoderivados y la calificación biológica que comprende los estudios inmunohematológicos y la dirección de control de enfermedades transmisibles por sangre.

CAPÍTULO VII

HEMOVIGILANCIA

Hemovigilancia

El término de Hemovigilancia se deriva de la palabra griega "Haema": sangre y del Latín "Vigilans": vigilante. Es definida como el conjunto de procedimientos de vigilancia que cubren toda la cadena de transfusional desde la colección de la sangre y sus componentes hasta el seguimiento de sus destinatarios, con la intención de recop lar y acceder a información sobre los efectos imprevistos o indeseables resultantes de la utilización terapéutica de los productos sanguíneos para prevenir su ocurrencia y recurrencia. La Hemovigilancia se inicia en Francia en 1994 con la instalación de sistemas de monitoreo por los comités de trasfusión de sangre y el establecimiento de un sistema de vigilancia nacional.

En el mismo orden de ideas, la transfusión sanguínea es una forma terapéutica que produce grandes beneficios pero que también conlleva algunos riesgos. La hemovigilancia es el término que utilizamos para definir el conjunto de medidas que, una vez implantas, nos permiten detectar, registrar y analizar toda la información relativa a los efectos adversos o inesperados que puedan producirse en cualquier punto de la cadena transfusional, empezando en la selección de los donantes, la extracción de sangre, el procesamiento y análisis de los componentes sanguíneos, hasta la distribución y administración final a los pacientes.

La hemovigilancia (HV) es entonces, un sistema para la detección, el registro, el análisis de la información relativa a los efectos adversos e incidentes de la donación y de la transfusión sanguínea (extracción, procesamiento, verificación, almacenamiento, distribución y transfusión de sangre y componentes), de manera completa, r gurosa y objetiva.

El sistema de hemovigilancia requiere la cooperación de las diferentes partes implicadas: desde el Centro de Transfusión, donde se recogen, preparan y almacenan los componentes sanguíneos, hasta los servicios clínicos de los diferentes centros hospitalarios, donde finalmente se llevan a cabo las transfusiones a los pacientes.

La hemovigilancia en está organizada en tres niveles: nivel hospitalario y de centro de transfusión, nivel autonómico y nivel estatal. Se aspira a garantizar la notificación sistemática de los efectos adversos y la homogeneidad de la información registrada. La información enviada desde cada una de las comunidades autónomas se centraliza en la Unidad Estatal de Hemovigilancia del Ministerio de Sanidad y, desde ahí, se reporta a la sede europea de hemovigilancia.

Proceso de la Hemovigilancia

El proceso incluye toda la cadena transfusional desde la colección de la sangre y sus componentes hasta el seguimiento de sus destinatarios.

Imagen 9: Proceso de Hemovigilancia

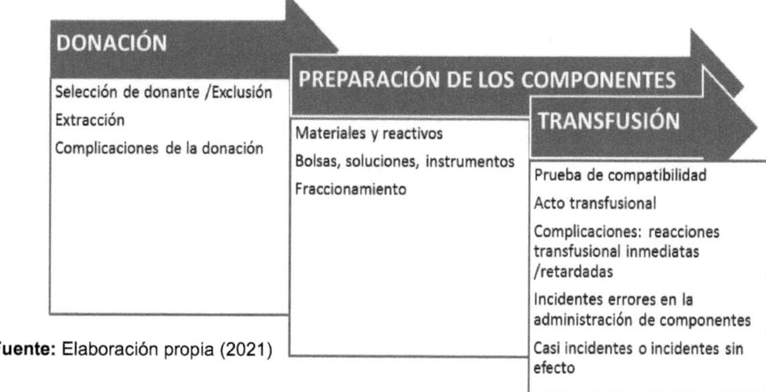

Fuente: Elaboración propia (2021)

Objetivos de la Hemovigilancia

El objetivo fundamental que persigue un sistema de hemovigilancia es aumentar los niveles de calidad y seguridad de la transfusión sanguínea a través de medidas correctoras y preventivas., implantando un control continuo, completo, riguroso y objetivo, que proporciona beneficios indiscutibles tanto a los receptores de los productos hemoterápicos como a los donantes de sangre. Desde el punto de vista sanitario tiene un gran valor estratégico, ya que su instauración da opción a que se pongan de forma inmediata los mecanismos de alerta preventivos y correctores necesarios ante cualquier complicación imputable a la transfusión.

Se proponen los siguientes objetivos

1. Conocer los efectos adversos: complicaciones e Incidentes de la transfusión

2. Asegurar la trazabilidad.

3. Poder adaptar medidas correctivas.

4. Disponer de un sistema de alerta rápida.

5. Incrementar la seguridad transfusional.

Paquete globular leucorreducido

Llamado también «Concentrado de hematíes desleucocitado». Paquete globular o concentrado de eritrocitos leucorreducidos obtenido por procedimientos físicos de filtración selectiva que retiene los leucocitos en las unidades de sangre total y hemocomponentes celulares, concentrados eritrocitarios y plaquetario mediante métodos (centrifugación y retiro del buffy-coat, lavado, filtros especiales, entre otros), permiten reducir la cantidad de leucocitos contaminantes a un nivel mínimo para que no generen reacciones indeseables en el receptor, a fin de evitar la sensibilización contra antígenos leucocitarios (HLA o no HLA además disminuir la infecciones post operatoria).

La leucorreducción debe ser considerada para pacientes con antecedente de reacción febril no hemolítica y en aquellos en los cue se deba evitar la aloinmunización HLA receptores politransfundidos, pacientes que puedan requerir un eventual trasplante y neonatos. El Paquete Globular Leucorreducido está indicado cuando se quiere evitar una:

- Aparición de reacciones febriles no hemolíticas, causadas por alosensibilización a antígenos leucocitarios no-HLA y citoquinas liberadas durante el almacenamiento de la unidad.

- Problemas de sensibilización (alcinmunización HLA).

- Refractariedad plaquetaria.

- Algunas infecciones como Citomegalovirus (CMV), especialmente en neonatos, así como en pacientes politransfundidos, inmunocomprometidos y oncológicos, que también está asociado al riesgo de virus de Epstein Barr (VEB) y virus linfotrópico de células T humanas HTLV-I/II.

Se ha demostrado que la causa de reacción febril no hemolítica (RFNH) luego de transfusión de concentrado de plaquetas (CP) se debe a citoquinas pirogénicas liberadas de los leucocitos durante los 5 días de almacenamiento plaquetario. La observación de que la mayoría de las (RFNH) luego de transfusiones de Concentrados de Plaquetas es mediada por el plasma, confirma el rol etiológico en relación a estas citoquinas o a otros mediadores. Hay un único ensayo aleatorio controlado que muestra que la leucorreducción de los Concentrados de Plaqueta previo al almacenamiento es más efectivo en la prevención de reacciones febriles no hemolítica RFNH que con la leucorreducción realizada previa a la administración de la transfusión (Revista argentina transfusion, 2007).

Paquete Globular lavado

Es el concentrado de glóbulos rojos obtenido a partir de una unidad de sangre total tras la separación del plasma, donde este sistema cerrado se abre con la finalidad de ser lavado con solución salina al 0.9%, para que la mayor parte del plasma, leucocitos y plaquetas sean eliminados, quedando un volumen aproximado de 180 ml a un hematocrito del 70 a 80% con el objetivo de evitar una reacción transfusional provocada por la liberación de citoquinas proveniente de los leucocitos. Los CE lavados eliminan entre 70 y 95 % de leucocitos, con pérdida del 15 % de los eritrocitos aproximadamente.

Procedimiento general recomendado para la preparación del concentrado de hematíes lavados

- Colocar las bolsas de forma invertida en los vasos para centrifugar y pesar (calibrar)

- Procedemos a centrifugar a 3500 revoluciones por 15 minutos de 2° a 6°C.

- Pasado el tiempo colocar en un pié de cama con mucho cuidado para no mezclar.

- En bolsa transfer de 300 ml se transfieren los glóbulos rojos dejando en la bolsa madre 10ml de paquete globular en donde se encuentra la capa buffy-coat.

- Se procede al lavado sucesivo de hematíes para eliminar la mayoría del plasma, leucocitos y plaquetas que contenga el concentrado de hematíes.

- Este procedimiento implica apertura del sistema, lo cual deberá efectuarse bajo cámara de flujo laminar o gabinete de bioseguridad

- Se inyecta solución salina isotónica al concentrado de hematíes, que después deben ser sellados para centrifugar nuevamente a alta velocidad.

- Posteriormente a la centrifugación se coloca en la prensa manual para permitir que la solución y capa residual de leucocitos pasen a la bolsa satélite estos paso se deberán repetir al menos tres veces. Según Ley de Transfusión y Banco de Sangre (1977).

Etiquetado

Se debe rotular como sistema abierto Hematíes Lavados –deben transfundirse dentro de las 24 horas, señalando la hora de comienzo de la apertura del sistema.

Almacenamiento

Este componente deberá almacenarse a temperatura de 4°C +/- 2°C, el tiempo de conservación deberá ser de lo más breve posible y en ningún caso superior a las 24 horas siempre y cuando la preparación se realice a baja temperaturas. El almacenamiento no deberá durar más de 6 horas si la preparación se realizó a temperatura ambiente. El objetivo de este procedimiento es reducir las concentraciones de leucocitos y se elimina prácticamente el plasma, plaquetas, restos celulares. Este debe ser usado dentro de las 24 horas de su preparación, sino deberá eliminarse. El PG Lavado está indicado en pacientes con antecedentes de reacciones alérgicas severas o recurrentes frente a las proteínas plasmáticas, hemoglobinuria paroxística nocturna, pacientes neonatos.

Concentrado de eritrocitos (CE)

Es el componente obtenido por remoción de una parte del plasma de sangre total (ST) que contiene mayoritariamente eritrocitos. Tiene un volumen de 250 mL, muy poca cantidad de plasma, leucocitos y plaquetas y el hematocrito está entre 70% y 80%. Cuya Función es transporte de oxígeno a los tejidos, teniendo las siguientes Indicaciones clínicas para una transfusión se puede clasificar en cuatro categorías:

1. Anemia aguda, que incluye la que se produce intraoperatoriamente
2. Anemia hemolítica (no inmune)
3. Anemia hipoproliferativa

4. Anemia por pérdida crónica de sangre con descompensación hemodinámica Las transfusiones de glóbulos rojos no deben ser aplicadas simplemente por el valor de la hemoglobina o del hematocrito del paciente, pues el organismo desarrolla una serie de adaptaciones fisiológicas:

• Una pérdida menor de 15% del volumen sanguíneo total (hemorragia clase I) usualmente ejerce un efecto hemodinámico menor, que se caracteriza por vasoconstricción y taquicardia leve.

• Una pérdida de 15% a 30% del volumen sanguíneo total (hemorragia clase II) produce taquicardia y descenso en la presión del pulso.

• Pérdidas de 30-40% (hemorragia clase III) producen signos y síntomas severos de hipovolemia, como taquicardia, taquipnea, hipotensión sistólica y alteración del estado mental.

• Pérdidas mayores del 40% (hemorragia clase IV) ponen en riesgo la vida del paciente y llevan a shock severo con hipotensión y taquicardia, pulso muy débil, bajo gasto urinario y marcado compromiso sensorial.

Se cree que la provisión tisular de O2 es adecuada en la mayoría de los individuos con concentraciones de hemoglobina tan bajas como 7 gr/dL. En individuos sanos y normovolémicos se mantiene la oxigenación tisular y se tolera la anemia con valores de hematocrito tan bajos como 18-25%. Cuando la oxigenación tisular se hace deficiente, los tejidos y también el corazón, empiezan a producir ácido láctico a valores de hematocrito de 15-20% y la insuficiencia cardiaca se puede presentar cuando el hematocrito desciende a niveles de 10%.

En la hemorragia aguda la transfusión de glóbulos rojos debe administrarse tan rápido como sea necesario para corregir el déficit en el transporte de O2, evaluando las consecuencias metabólicas que pueden presentarse cuando la transfusión se hace de una manera rápida y masiva. La infusión rápida, en un vaso sanguíneo cercano al corazón, de grandes volúmenes de sangre a 4° C con exceso de potasio extracelular, citrato y con bajo pH puede producir alteraciones considerables en el ritmo y en la contractilidad cardiaca. En la mayoría de los pacientes con anemia crónica se desarrolla una serie de mecanismos compensatorios, lo que hace que no haya urgencia en transfundir, a menos que se presenten síntomas de anemia severa cuando la concentración de hemoglobina llegue a niveles por debajo de 5,0 gr/dL.

Recuperación intraoperatória:

En el quirófano y por medio de equipos especiales: recuperadores celulares, con sistema de filtros, lavado y re-infusión se le administra al paciente la sangre perdida en la operación, que ha sido recolectada y previamente tratada. Existen varias ventajas con el procedimiento de transfusión autóloga, en cuanto a la eliminación de los riesgos de trasmisión de infecciones y de aloinmunizaciones, así como ser una interesante alternativa en caso de pacientes Testigos de Jehová. Sin embargo, también es importante tener presente que existen contraindicaciones según el estado clínico del paciente (dificultades para su adaptación a la anemia, alteraciones serias de la función cardiaca, patología respiratoria severa, coronariopatías, entre otros). Por ello para indicar la transfusión autóloga, el paciente candidato deberá ser evaluado, a fin de determinar tanto los beneficios como los riesgos de dicho procedimiento.

CAPÍTULO VIII

MARCO LEGAL

Normas técnicas y administrativas

Es el profesional que en cumplimiento de las normas vigentes ejecuta actividades asistenciales, administrativas, docentes y de investigación.

a) Tareas Asistenciales:

• Ejecutar actividades para la promoción de la salud comunitaria con especial orientación a la promoción de la donación voluntaria de sangre y sus componentes.

• Participar en colectas externas de sangre y componentes.

• Selección del donante del donante de sangre, siguiendo las normativas vigentes y los manuales de procedimientos del servicio.

• Extraer sangre a donantes y pacientes.

• Participar en la programación de la producción y realizar el fraccionamiento de la sangre en componentes.

• Tipificar sérica y celular mente antígenos eritrocitarios, plaquetarios y leucocitarios

• Detectar e identificar anticuerpos irregulares, interpretar los resultados e informar los hallazgos.

• Realizar el tamizaje de ITT siguiendo los procedimientos operativos aprobados en el servicio.

• Realizar el control de calidad de reactivos, equipamiento e instrumental, de las técnicas utilizadas y de los productos elaborados y de las nuevas tecnologías a implementar.

• Realizar pruebas de compatibilidad pretransfusional, seleccionar el componente siguiendo los procedimientos y guías transfusionales aprobados, rotular, almacenar y administrar los componentes solicitados.

• Realizar la identificación del receptor y relevamiento de sus antecedentes transfusionales, el control de frecuencia cardiaca, temperatura, tensión arterial y corroborar el grupo sanguíneo, las venoclisis, transfundir y monitorear el proceso de transfusión del componente, indicado por un profesional médico.

• Realizar procedimientos de citaféresis y plasmaféresis en donantes.

• Realizar procedimientos de aféresis terapéuticas, indicadas por un médico y supervisadas en forma directa y permanente por un especialista en Hemoterapia.

• Realizar colectas, extracción y preparación de muestras, procesamiento y críopreservación de células o tejidos siguiendo las normas y procedimientos aprobados...

• Participar en la indicación de la inmuno profilaxis Antic-D, realizando la cuantificación de la hemorragia feto materna u otro método de comprobado valor científico.

b) Tareas Administrativas

- Llevar el registro de las prácticas a su cargo.

- Informar los resultados de las técnicas realizadas a los profesionales solicitantes.

- Participar en la elaboración, implementación y evaluación continua de los manuales de procedimientos operativos del servicio.

- Participar en la elaboración, implementación y evaluación continua del programa de control de calidad del servicio.

- Realizar relevamientos estadísticos de las actividades del Servicio de Hemoterapia.

- Registrar todas las prácticas que realiza de acuerdo a lo establecido en los procedimientos.

- Informar los resultados de las técnicas realizadas a los profesionales solicitantes, bajo la supervisión del médico.

- Participar en la elaboración, implementación y evaluación continua de los manuales de procedimientos operativos del servicio.

- Colaborar en la elaboración del programa de garantía de la calidad del servicio, debiendo cumplir todo lo establecido en él.

- Colaborar mediante el registro de todas las actividades que realiza, en el relevamiento estadísticos de las actividades del servicio de Hemoterapia.

c) Tareas docentes

- Participar en la planificación y realización de la educación comunitaria extra e Infra hospitalaria en Hemoterapia e Inmuno hematología.

- Conocer el manual de BIOSEGURIDAD.

- Participar en la elaboración y actualización de programas de formación y capacitación de recursos humanos de la especialidad o población general.

- Integrar comités intrahospitalarios o interinstitucionales de transfusión, de epidemiología, de bioseguridad, SIDA, etc.

- Participar y organizar cursos, jornadas y/o congresos de la especialidad en el establecimiento y/o conjuntamente con entidades científicas.

- Colabora en la realización de la educación comunitaria extra e intra hospitalaria en Hemoterapia e Inmunohematología.

d) Tareas de Investigación

- Desarrollar y ejecutar protocolos de investigación sobre todos los procesos a su cargo.

- Participación en los estudios de investigación sobre los procedimientos que realiza.

- Presentación de trabajos de investigación en congresos y revistas de la especialidad.

LEY DE TRANSFUSION Y BANCOS DE SANGRE

Gaceta Oficial N° 31.356 de fecha 8 de noviembre de 1977

TITULO I: Disposiciones Generales

Artículo 1.- Se declara de interés público toda actividad relacionada con la obtención, donación, conservación, procesamiento, transfusión y suministro de la sangre humana y de sus componentes o derivados, así como su distribución y fraccionamiento.

Artículo 2.- La sangre humana solo podrá ser utilizada para el tratamiento en seres humanos e investigaciones científicas, sin fines de lucro.

Artículo 3.- El Ministerio de Sanidad y Asistencia Social, por órgano de la dependencia competente que determine, dictará las normas administrativas y técnico-sanitarias que deberán ser observadas en el desarrollo de las actividades y de los procesos enunciados en el artículo primero; coordinará la organización y funcionamiento de los Bancos de Sangre; fomentará su desarrollo a nivel nacional en atención a los requerimientos presentes y futuros del país, así como también atenderá a la prestación de asistencia técnica, docente y de investigación necesarias; y velará por el cumplimiento de la presente Ley, los Reglamentos y demás normas que se dicten sobre la materia.

TITULO II: De la Sangre Humana en general

CAPITULO I: De las Fuentes de Aprovisionamiento de la Sangre y Procedimientos para obtenerla

Artículo 4.- La única fuente de aprovisionamiento de sangre para fines terapéuticos es el ser humano. El Ministerio de Sanidad y Asistencia Social determinará las formas de obtención.

Artículo 5.- La obtención de la sangre y su adecuada preparación para la administración a los seres humanos es función privativa de los Bancos de Sangre legalmente establecidos.

Artículo 6.- En caso de emergencia, y en lugares donde no haya Banco de Sangre, la obtención y transfusión de sangre para socorrer directamente al paciente deberán ser realizadas o dirigidas por profesionales médicos, previo el cumplimiento de las normas técnico-sanitarias establecidas al respecto.

CAPITULO II: De los Donantes de Sangre

Artículo 7.- A los efectos de esta Ley, se entiende por donante de sangre o hemodador a toda persona mayor de 18 años y menor de 60 que, previo el cumplimiento de los requisitos legales y reglamentarios, cede voluntaria, libre y gratuitamente, con fines terapéuticos o de investigación, una porción de su sangre en la forma y cuantía que indique la prescripción médica en cada oportunidad.

Artículo 8.- Los donantes deberán ser seleccionados conforme a los requisitos y normas técnico-sanitarias que con el fin de preservar su salud, se establecen en la presente Ley y en su Reglamento.

Artículo 9.- Los donantes voluntarios podrán organizarse en asociaciones, las cuales adecuarán sus actividades a las disposiciones de la presente Ley y de su Reglamento.

CAPITULO III: De la Donación

Artículo 10.- A los efectos de esta Ley, la donación de sangre es el acto por medio del cual una persona, que se denomina el donante o hemo-donador, cede en forma voluntaria y gratuita, una parte de su sangre para ser utilizada en seres humanos con fines terapéuticos o para investigación científica.

Artículo 11.- La donación de sangre podrá ser impuesta como obligatoria por parte del Estado en casos de catástrofe nacional o acción bélica.

Artículo 12.- La donación con fines terapéuticos puede realizarse a favor de persona determinada o indeterminada.

Artículo 13.- La extracción de sangre del donante debe ser realizada por personal profesional médico o paramédico, ya se efectúe aquella en centros fijos unidades móviles.

Artículo 14.- Las normas técnicas que dicte la autoridad sanitaria competente indicarán la cantidad de sangre a donar y la frecuencia de las donaciones que podrá efectuar cada donante durante un año.

Artículo 15.- El acto de donar sangre, sea en forma individual o colectiva, excepto en casos de emergencia comprobada, deberá realizarse en ambientes físicos sanitariamente adecuados y dispuestos conforme a las normas que se dicten al respecto.

CAPITULO IV: De la Conservación de la Sangre

Artículo 16.- La sangre y sus derivados deben ser conservados en condiciones de esterilidad y de acuerdo con las técnicas y mecanismos que determinen las normas sanitarias.

Artículo 17.- La sangre conservada debe ser objeto de controles técnicos periódicos para garantizar en el futuro su adecuada utilización. Se indicarán en cada caso las fechas de extracción y de vencimiento de la sangre, de sus componentes y derivados.

CAPITULO V: Del Procesamiento de la Sangre

Artículo 18.- La sangre que se utilice con fines terapéuticos deberá ser previamente sometida a las diferentes pruebas que el Ministerio de Sanidad y Asistencia Social señale para la determinación de los grupos o factores sanguíneos y sus anticuerpos y para asegurar que no trasmita agentes patógeno.

CAPITULO VI: De la Transfusión

Artículo 19.- La transfusión de sangre humana y de sus componentes o derivados, con fines terapéuticos, constituye un acto de ejercicio de la medicina.

Artículo 20.- La transfusión se aplicará bajo la responsabilidad del medico quien deberá vigilar al paciente el tiempo necesario y suficiente para prestar su oportuna asistencia en caso de que se produzcan reacciones que así lo requieran, y será responsable por las consecuencias patológicas que puedan desarrollarse posteriormente en el paciente, derivados de la transfusión y que sean causadas por su omisión, impericia o negligencia.

Artículo 21.- El personal paramédico que intervenga en el procedimiento será igualmente responsable en la medida de su participación.

Artículo 22.- No podrán practicarse Transfusiones sin haberse efectuado previamente las pruebas de compatibilidad entre la sangre del donante y la del receptor. La inobservancia de esta disposición será sancionada de conformidad con el artículo 38 de esta Ley, salvo excepciones de urgencia específicamente señaladas en las normas técnicas y médicas contenidas en el Reglamento de la presente Ley.

CAPITULO VII: Del Suministro y Transporte de la Sangre

Artículo 23.- El transporte de la sangre y de sus componentes o derivados, dentro y fuera de los Bancos de Sangre, deberá efectuarse en condiciones que garanticen su conservación en perfecto estado

Artículo 24.- El Reglamento de esta Ley determinará los requisitos para efectuar el suministro de sangre y garantiza en todo caso la continuidad del servicio.

Artículo 25.- Los Bancos de Sangre de carácter público podrán suministrar sangre a los Bancos de Sangre y a los centros asistenciales privados que la soliciten, previa la provisión de los envases requeridos. En tales casos se cargarán al paciente los costos de procesamiento de la sangre y la suma recaudada será remitida al Banco de Sangre de carácter público. Igualmente, el peticionario por intermedio de donantes, restituirá las cantidades de sangre utilizadas en volumen no mayor del doble de la cantidad de sangre que le haya sido suministrada.

Los Ministerios de Sanidad y Asistencia Social y de Fomento por Resolución conjunta, fijarán la suma máxima a pagar por concepto de procesamiento de la sangre.

Artículo 26.- El suministro de sangre, de sus componentes y derivados, con destino al exterior del país, se limitará a os casos de catástrofes, calamidades públicas y casos especiales, a juicio de la autoridad sanitaria competente.

El suministro de sangre, de sus componentes y derivados, con destino a países en situación bélica, por razones de solidaridad internacional, queda sujeto a la previa aprobación del Ejecutivo Nacional.

Artículo 27.- Queda prohibida a las organizaciones privadas la exportación de la sangre, del plasma y del suero no procesado.

TITULO III: De los Bancos de Sangre

Artículo 28.- Los Bancos de Sangre son centros donde se practican los procedimientos adecuados para la utilización de la sangre humana para uso terapéutico e investigación, sin fines de lucro.

Artículo 29.- Los Bancos de Sangre deberán funcionar preferentemente en hospitales públicos o privados y serán controlados y supervisados por el Ministerio de Sanidad y Asistencia Social.

Artículo 30.- El establecimiento de Bancos de Sangre queda sujeto a la previa autorización del Ministerio de Sanidad y Asistencia Social, cuando este verifique que se han cumplido los requisitos exigidos en la presente Ley, en su Reglamento y en las demás normas técnico-sanitarias. Los Bancos de Sangre autorizados deberán ser inscritos en el Registro que al efecto organizará el Ministerio de Sanidad y Asistencia Social.

Artículo 31.- Los Bancos de Sangre privados no podrán requerir de los donantes enviados para el paciente un volumen mayor del doble de la cantidad de sangre que le haya sido aplicada a éste.

Los Ministerios de Sanidad y Asistencia Social y de Fomento por Resolución conjunta, fijaran la suma máxima a pagar por concepto del procesamiento de la sangre y la aplicación de la transfusión de sangre.

Artículo 32.- Los Bancos de Sangre deberán contar con personal idóneo, debidamente especializado y entrenado en hematología y otras disciplinas y técnicas aplicables, según la función específica que a cada uno corresponda. Dicho personal estará sujeto a examen integral de salud dentro de la periodicidad que establezcan las normas técnicas que sobre el particular dicte el Ministerio de Sanidad y Asistencia Social. Los representantes legales de los Bancos de Sangre, remitirán periódicamente al Ministerio de Sanidad y Asistencia Social, la nómina del personal directamente relacionado con el proceso obtención y procesamiento de la Sangre.

Artículo 33.- Los Bancos de Sangre deberán informar sobre sus actividades al Ministerio de Sanidad y Asistencia Social, así:

    a) Informe mensual
    b) Informe anual
    c) Plan de actividades para el año siguiente
    d) Cualquier otra información que le sea requerida

TITULO IV: Del Fraccionamiento de Plasma sanguíneo

Artículo 34.- A los efectos de esta Ley se entiende por fraccionamiento la separación de los diferentes componentes del plasma sanguíneo. Este proceso en forma industrial solo se realizará en plantas de fraccionamiento que dependerán del Ministerio de Sanidad y Asistencia Social.

Artículo 35.- La materia prima que se utilizará para este fraccionamiento será aportada por los Bancos de Sangre públicos. Igualmente los Bancos de Sangre privados estarán en la misma obligación una vez transcurrido el periodo útil de conservación de la sangre y de conformidad con lo que al efecto establezca el Reglamento.

Artículo 36.- Los productos obtenidos por el proceso de fraccionamiento serán suplidos a las diferentes instituciones asistenciales del Estado. La demanda privada para adquirir los mismos productos, que no podrán ser utilizados con fines de lucro, se satisfará previo el pago de los gastos básicos del proceso.

El Reglamento determinara las condiciones en que debe hacerse el suministro y distribución de los productos mencionados en este artículo.

TITULO V: De las sanciones en general

Artículo 37.- El Ministerio de Sanidad y Asistencia Social podrá revocar la autorización de funcionamiento a aquellos Bancos de Sangre que no cumplan con las condiciones y requisitos establecidos en esta Ley, los Reglamentos y las normas técnico-sanitarias dictadas por el Despacho.

Artículo 38.- El incumplimiento de las disposiciones de esta Ley, de los Reglamentos y demás normas técnico-sanitarias aplicables, acarreará multas de Bs. 5.000,00 a Bs.

20.000,00 de acuerdo con la gravedad de la falta. Si esta estuviera prevista en la Ley podrá convertirse la multa en arresto proporcional y sin perjuicio de las responsabilidades penal y civil a que hubiere lugar. En la determinación del monto de la multa no se observarán las disposiciones del Código Penal sobre la materia. A los reincidentes se les duplicara la sanción impuesta, pudiendo en el caso de los Bancos de Sangre, acordarse además su clausura temporal o definitiva.

Artículo 39.- Quien con fines de lucro utilizare la sangre humana o sus componentes, o la destinare para usos distintos a los permitidos por esta Ley, será castigado con prisión de 4 a 8 años.

Artículo 40.- Quien realice funciones reservadas a los Bancos de Sangre sin la debida autorización del Ministerio de Sanidad y Asistencia Social, o instale plantas industriales de fraccionamiento de sangre, será castigado con prisión de dos a cuatro años. En este caso se procederá, además, a la clausura del establecimiento y al decomiso de los equipos y materiales existentes.

Artículo 41.- Para la aplicación de las sanciones que impongan las autoridades sanitarias se seguirá el procedimiento establecido en la Ley Orgánica de la Hacienda Pública Nacional.

Artículo 42.- La aplicación de las sanciones administrativas establecidas en esta Ley corresponde al Ministro de Sanidad y Asistencia Social, quien mediante Resolución, podrá delegar en otros funcionarios de jerarquía del Despacho esta atribución.

TITULO VI: Disposiciones Transitorias

Artículo 43.- Todos los Bancos de Sangre existentes deberán solicitar su inscripción en el registro que al efecto llevará el Ministerio de Sanidad y Asistencia Social, dentro de los tres meses siguientes a la promulgación de esta Ley.

Artículo 44.- Dentro del mismo plazo señalado en el artículo anterior las organizaciones privadas de hemo-donadores voluntarios existentes deberán suministrar a las autoridades competentes su registro de donantes.

Dado, firmado y sellado en el Palacio Federal Legislativo, en Caracas, a los veinticuatro días del mes de octubre de mil novecientos setenta y siete. Año 168° de la Independencia y 119° de la Federación.

REFERENCIAS BIBLIOGRÁFICAS

Acosta G. Héctor, (2017) Guías de Práctica Clínica sobre Hemoterapia, Agencia de Evaluación de Tecnologías Sanitarias de Andalucía (AETSA). Noviembre 2017

Aguado, M.J., et. al. (2006) Leucorreducción Universal, Revisión sistemática de la literatura e informe económico. Sevilla, España: Agencia de Evaluación de Tecnologías Sanitarias de Andalucía, Instituto de Salud Carlos III, organismo autónomo del Ministerio de Sanidad y Consumo, y la Fundación Progreso y Salud de Andalucía.

Alemán, S., Hernández, A., & Pérez, G. (2015). Criterios para la administración de glóbulos rojos de pacientes que recibieron tratamiento quirúrgico. Revista Cubana de Anestesiología y Reanimación, 14(2), 124-135.

Añon, J., et.al. (2010) Lesión pulmonar producida por transfusión. Medicina Intensiva 2 (Vol. 34), pp. 139 -149. Madrid, España: Elsevier.

Banco de sangre universitario "Dr. Rafael Macias Peña", Manual del curso para premiembros Coordinación de Asuntos Técnicos y Académicos 2010

Bavaresco, A. (2008). Las técnicas de la Investigación: manual para la   elaboración de tesis, monografías, informes. Octava edición. Imprenta   internacional. Maracaibo, Venezuela.

Beckman, N., et.al. (2001). Review of the quality monitoring methods user by countries using or implementing universal leukoreduction. Transfusional Medicine. (Vol.18) Inglaterra: Elsevier.

Bujas Marcos A. (2010). Programa de Residencia en Medicina Transfusional, Hospital Italiano de Buenos Aires, Departamento de docencia e investigación.2010.

Cortes, A., et.al. (2012) Aplicaciones y Práctica de la Medicina Transfusional Tomo I (1ra. edición). Santiago Cali, Colombia.

Consenso de Expertos en Medicina Transfusional. Recomendaciones para la terapia transfusional de sangre y sus componentes. Agrupación Mexicana para el Estudio de la Hematología; 2001.

Díaz de Santos y Varo Jaime (1994). Gestion estrategica de la calidad en los servicios sanitarios. - edición 1994

Dueñas, V. H. (2003). El Banco de Sangre. Universidad del Valle.

Elías Aguilar Ligorit, Begoña Laiz Marro. Hemoderivados. Tipos. Descripción. Indicaciones. Contraindicaciones. Efectos secundarios. Administración. Efectos terapéuticos. Valencia, España. Pp.168-171.

González J. Cantú O. Gallardo I. Treviño O, Rivera I, Arato N. González S,   Sánchez M, Cazares R, (2012). Indicaciones, uso y efecto terapéutico en la administración de hemocomponentes en un hospital de tercer nivel. México.

Heiko, R.; Gregor, B.; Ulrich, J.H. (2009) Transfusion-Associated   Graft-Versus-Host Disease.Transfusion Medicine Reviews, 1 (Vol 23).

Instituto Nacional de Ciencias Neurológicas (2017). Guía técnica de procedimientos de aféresis recambio plasmático terapéutico, Departamento de Patología Clínica Hemoterapia y Banco de Sangre, Perú 2017.

Ley de transfusión y bancos de sangre,Gaceta Oficial N° 31.356, Palacio de Miraflores, Caracas, Noviembre de 1977 Año 168° de la Independencia y 119° de la Federación

Lindoro, A. G. B. (2010). Reacción hemolítica aguda. Asociación Mexicana de Medicina Transfusional, 3(1), 18–21.

López, S. (2008). La efectividad gerencial. Editorial Casa Hermanos. Venezuela.

Luna, A. (2010). Evolución del métoco de transfusión sanguínea y alternativas terapéuticas. MEDISAN, 14(7), 982-993.

Maldonado R. Piña L. Vásquez M. Toro C. (2013). Complicaciones asociadas a la transfusión masiva. Cubana

Moreno C. Ana C.(2015), Medicina transfusional bioseguridad en banco sangre, Universidad nacional autónoma de Nicaragua, Managua instituto Politécnico de la salud Luis Felipe Moncada,Unan-Managua,

Moyado, H. R., García, E. Q., & Arregui, M. H. M. (2004). El banco de sangre y la medicina transfusional. Ed. Médica Panamericana.

Muñiz, E., León, G., & Torres, O. (s. f.). Manual Iberoamericano de Hemovigilancia. Recuperado a partir de http://cnts.salud.gob.mx/descargas/MAN_IBERO_HEM_2015.pdf

Organización Panamericana de la Salud. (2005). Área de Tecnología y Prestación de Servicios de Salud. Unidad de Medicamentos Esenciales, Vacunas y Tecnología. Unidad de Medicamentos esenciales, Vacunas y Tecnología (THS/EV-2005/001), ISBN 92 75 32564 2

Organización Panamericana de la Salud. OMS. (2005): Manual de Bioseguridad en el Laboratorio. Ginebra.

Organización Panamericana de la Salud. OMS. (2008): Sangre, seguridad y donaciones. Ginebra.

Palma A. Vilma Y. (2007). limportancia de la donación voluntaria de sangre y su regulación legal en Guatemala, Universidad de San Carlos de Guatemala, Facultad de Ciencias Jurídicas y Sociales, Noviembre de 2007

Paredes A.(Miguel 2008), Manual de Hemoterapia, instituto nacional Aterno perinatal departamento de anatomía patológica y patología clínica, servicio de patología clínica unidad de hemoterapia y banco de sangre, 1era Edición 2008.

Peñuela, O., et.al (2011) Manual de Hemovigilancia. Instituto Nacional de Salud, Subdirección Red Nacional de Laboratorios, Coordinación Red Nacional de Bancos de Sangre y Servicios Transfusionales. Imprenta Nacional de Colombia. Bogotá, Colombia.

Peralta, M. (2011). Prevalencia y Factores de riesgo asociados transfusiones sanguíneas: hospital Vicente Corral Moscoso, cuenca, septiembre 2010 - febrero2011. Ecuador.

Penado S. María del Carmen y Elizabeth Arias M. (2012), Conocimientos y frecuencia del uso de alternativas en transfusiones sanguíneas, según el sistema ABO por parte del personal médico de la clínica AMOCSA, Universidad Nacional Autónoma DE Nicaragua-León. Facultad de ciencias médicas bioanálisis clínico

Pérez Ceballos, E. (2003) Nuevas Estrategias en la preparación y   almacenamiento de los concentrados de plaquetas. Centro Regional de Hemodonación. Universidad de Murcia, España.

Revista Médica del IMSS (2005). Artículo: Estrategia de enseñanza en medicina transfusional, Versión definitiva: 3 de agosto de 2005,México

Recomendaciones para la terapia transfusional de sangre y sus componentes. BIOHEM Banco de sangre. p. 32-35

Rodríguez P.(2016). Mario Manual procedimientos operativos de transfusión unidades asistenciales (manual de transfusión en el hospital), 1ª Edición: Mayo 2016

Ruiz Argüelles G. Fundamentos de hematológia. Editorial Panamericana. 2001. pp.439-440.

Salazar, M. (2003) Guías para la transfusión de sangre y sus componentes Mauricio. Salazar (1ra revisión). Panamá: Salud Pública/Panamericana Journal Public Health.

Tamayo y Tamayo (2009). El proceso de investigación científica. Cuarta Edición. Editorial Limusa, S.A de C.V. Grupo Noriega Escritores. México, D.F

Torres, L. M. (2001). Tratado de anestesia y reanimación. España: Arán Ediciones.

Urbina, O. (2011). Competencias de Enfermería para la seguridad del paciente. Revista Cubana de Enfermería, 27(3), 239–247.

Vásquez M, Ibarra P, Maldonado M. Conocimientos y actitudes hacia la donación de sangre en una población universitaria de Chile. Rev - Panam Salud Pública. 2007;22(5):323–8.

World Health Organization. (2001). El uso clínico de la sangre en medicina, obstetricia, pediatría y neonatología, cirugía y anestesia, trauma y quemaduras. Ginebra: Organización Mundial de la Salud.

Zepeda, C. (1981). Terapia transfusional. Rev Medica Honduras [en línea], 49(3), 78–93.